王鹏巨——著

怎样
让你的血管
变年轻？

U0213639

四川科学技术出版社

图书在版编目（CIP）数据

怎样让你的血管变年轻 / 王鹏巨编著. -- 成都：四川科学技术出版社，2019.8

ISBN 978-7-5364-9555-5

Ⅰ.①怎… Ⅱ.①王… Ⅲ.①心脏血管疾病－防治 ②脑血管疾病－防治 Ⅳ.①R54②R743

中国版本图书馆CIP数据核字（2019）第179884号

怎样让你的血管变年轻？

ZENYANG RANG NI DE XUEGUAN BIAN NIANQING

著　者	王鹏巨
出品人	钱丹凝
责任编辑	李迎军
封面设计	象上设计
责任出版	欧晓春
出版发行	四川科学技术出版社

成都市槐树街2号　邮政编码 610031

官方微博：http://e.weibo.com/sckjcbs

官方微信公众号：sckjcbs

传真：028-87734035

成品尺寸	235mm×170mm
印　张	16.75　字数 260 千
印　刷	四川华龙印务有限公司
版　次	2019年9月第1版
印　次	2019年9月第1次印刷
定　价	48.00元

ISBN 978-7-5364-9555-5

邮购：四川省成都市槐树街2号　邮政编码：610031

电话：028-87734035　电子信箱：SCKJCBS@163.COM

内容提要

　　心脑血管疾病是危害国民健康的大敌，其共同病理基础是血管的衰老，即动脉粥样硬化。心脑血管疾病可防可治，主要防治措施是控制相关危险因素，阻止和逆转动脉粥样硬化进展，维护血管的生命活力。心脑血管疾病的防治措施，对于其他慢性疾病也具有普遍意义，因此，普及心脑血管疾病的科学知识，人人学会主动管理自己的健康，是控制慢性疾病流行趋势的有效途径。

　　本书采用通俗的语言，以医学科技发展最新成果为基础，结合作者的临床经验，系统地介绍了动脉粥样硬化是怎样发生和发展、怎样造成心脑血管疾病的；对血脂异常、高血压、2型糖尿病、代谢综合征以及其他相关的危险因素进行了详细的解读。冠心病、脑卒中是两种最主要的心脑血管疾病，书中对其发病原理、临床表现、预防、诊断和治疗进行了深入浅出的讲解。

　　作者在阐述相关医学知识时，力求突破专业与科普的界限，试图在大众与医生之间架起一座相互沟通的桥梁。对一些深奥的理论问题，先通过比喻、举例等方法，从浅显的层面上给出一个通俗的概念，然后再展开深入讨论，使阅读者感觉耳目一新。全书各章节之间既密切关联，又相互独立。读者根据自己的需要，可以系统阅读，也可以针对某个问题查阅相关章节，寻找答案，释疑解惑。本书可作为基层医务工作者、健康管理师的参考书，也适合关注健康的一般人士阅读。

目　录

◎ 第三章 ◎

动脉粥样硬化是怎样发生的?

◎ 第四章 ◎

动脉粥样硬化怎样引发心脑血管疾病?

◎ 第五章 ◎

是谁损害了你的血管?

❀ 第九章 ❀
高血压那些事儿

❀ 第十章 ❀
糖尿病那些事儿

第十一章

你是代谢综合征患者吗？

第十二章

冠心病，堵心的病

◎ 第十三章 ◎

脑卒中：反复呈现的噩梦

衰老、疾病与寿命

如今，"心脑血管病"这个词汇越来越为大众所熟悉。心肌梗死、脑卒中，都是心脑血管病的恶性事件，致死、致残率很高。表面看上去这些事件是突然发生的，但实际上是冰冻三尺，非一日之寒，病魔早已在体内潜伏和发展了数年甚至数十年。在心脑血管病的背后，有太多的奥秘需要我们去揭示，去了解。这个问题不仅涉及生物医学，还涉及社会环境、个人行为习惯、心理因素等宽广的领域。从何说起呢？让我们从衰老、疾病与寿命说起吧。

一、人类的寿命到底有多长？

生命是物质存在的特殊形式，任何生物个体都有一定的寿命。昆虫的寿命从数天到数年不等，哺乳动物的寿命从数年到一百多年，有些树木的寿命可长达数千年。

我们有时会纳闷儿,构成人体的材料是软软的"血肉之躯",远不及构成汽车、轮船的材料那样坚韧,却为什么人的躯体能使用几十年、上百年,比汽车、轮船的寿命还要长?

这是因为在生命过程中,构成人体的材料会不断更新。人体材料的基本单位是细胞,细胞是有生命的。它不断地进行新陈代谢,使自身不断得到补充、修复,保持活力。除此之外,细胞本身还要周期性地进行更新,以细胞分裂的形式产生新的细胞,取代旧的细胞。

不同的细胞,其细胞分裂周期不尽相同,平均数年就要分裂更新一次。从细胞构成这个意义上来讲,无论任何人,"现在的你"与"过去的你"都不是同一个人。不断地进行新陈代谢,不断地更新,不断获得新的活力,这是生物体区别于非生物体的本质所在,也是我们的躯体可以使用几十年、上百年的原因。

如此说来,我们岂不是可以永远活下去了?非也。基于目前的认识水平,至少有以下几个原因决定了人类做不到长生不老。

首先,人的一生必须与外界环境相适应,而我们的生存环境并不是最理想的,其中某些有害因素常常对细胞的新陈代谢和更新产生不利影响;我们还必须与千万种其他的生物打交道,尤其是微生物。我们的身体要协调好与这些微生物的"共生"关系,因为我们的许多生理功能需要它们的帮助才能完成。如果这种共生关系失去平衡,我们就会生病;更不要说有些微生物是我们必须拒之门外的,它们本身就是致病微生物。

其次,尽管我们的细胞不断地新陈代谢、周期性地更新,但仍然难免逐渐老化。一方面,上述环境因素可能对细胞产生毒害作用,使之功能和结构受损,活力减弱;另一方面,由于种种内因和外因的影响,细胞在新陈代谢和分裂更新过程中经常会发生错误。虽然机体拥有强大的监控系统，也就是大家都知道的免疫系统，但仍然难以完全修正错误，其结果就是组织器官的病变，或者肿瘤的发生。岁月流逝，历经沧桑，人体的细胞和组织器官会逐渐老化，生理功能逐渐减退，我们称之为衰老。衰老是一个渐进的过程，最终导致生命终结。

第三，人的一生中细胞更新的次数是有限的。有些部位的细胞可以频繁地更新，比如肠黏膜上皮细胞，它们与食物直接接触，数天就会更新一次；有些部位的细胞一辈子都不更新，比如大脑的神经细胞，它就不能更新，只能通过新陈代谢来维护自己的功能和活力。大脑神经细胞一旦受到损害，得不到修复，死一个少一个。随着年龄增长，细胞数量减少、活力减低，脑功能衰退不可避免。

有科学家通过计算细胞分裂周期和次数来推测人类的自然寿命。人的一生中，细胞分裂的平均次数约为 50 次，细胞更新的平均周期约为 2.4 年。因此人类的自然寿命约为 $50 \times 2.4 = 120$ 岁。

全世界曾经报道过许多接近 120 岁的长寿纪录，这提示，也许人类自然寿命比 120 岁更长。由于没有任何人能够在"理想的条件"度过一生，因此我们没有办法证明某位长寿纪录保持者达到了自然寿命。所谓"无疾而终"并不存在。人类死亡的原因都可归因于疾病、意外伤害，或者提前衰老。

二、人类的自然寿命是由遗传基因决定的

所谓自然寿命，又叫作"人类寿命上限"，这个概念早在 19 世纪就提出来了。它的含义是：如果人的一生拥有理想的生存环境和行为方式，排除一切不利因素的干扰，最多能活多少岁？进入 21 世纪以来，随

着基因医学的进展,越来越多的证据提示,人类的自然寿命是由遗传基因决定的。这就是说,一个人在出生时,他的遗传基因就规定了他最多可以活到多少岁。

遗传基因对寿命的影响,过去主要通过流行病学调查方法进行研究。例如,有的家族中,祖孙几代都出现较多的长寿老人,可能这个家族的遗传密码中存在所谓"长寿基因"。拥有这样的基因类型,对心脑血管病、恶性肿瘤等疾病有较强的抵抗力,不太容易"提前衰老";有的家族中,祖孙几代都出现早发冠心病、脑梗死、恶性肿瘤等病例,可能这个家族的遗传密码中缺少长寿基因,或者存在促发上述疾病的基因,对这些造成提前衰老的疾病有较强的易感性。

"人类基因组计划"于21世纪初获得重大进展,绘制完成了人类共有的标准化碱基排列顺序图,也就是"人类基因图谱"。至此,我们已经可以对每个个体进行全基因组测序和分析,从而对基因与疾病的关系、基因与寿命的关系进行研究。

对基因与疾病的关系进行研究,基本方法是进行全基因组关联分析(GWAS),也就是通过分析单核苷酸多态性(SNP),寻找基因序列中与某种疾病相关的"危险位点"。所谓SNP,是指基因组中某些特定位点单个碱基的变异,每个人的基因序列中都存在这种变异。虽然SNP的数量只占单核苷酸总数的千分之一,但正是这种变异决定了个体之间的不同。国内外有许多实验室在进行这方面的研究,先后发表了大量的研究报告。在这些研究的基础上,目前已经有商业化的基因检测实验室,提供基因检测和疾病风险预测服务。

三、人类为什么难以达到自然寿命？

尽管人类的自然寿命是由遗传基因决定的，但是，一个人的实际寿命则是他的遗传基因与后天因素（环境因素）共同作用的结果。

我们假设人类迄今为止从未达到自然寿命，古往今来人们死亡的原因都可归因于疾病、意外伤害，或者提前衰老。那么，在这些造成死亡的原因中，遗传因素和环境因素分别起多大作用呢？针对这个问题，我们可以把造成"提前"死亡的原因分为三类。

第一类，完全由基因决定的疾病，称为单因子遗传病，如血友病、唐氏综合征、地中海贫血等。此类疾病由特定的基因缺陷引起，例如唐氏综合征是由第 21 号染色体异常造成的。迄今为止已经发现了数千种单因子遗传病。

第二类，由环境因素主导的疾病或死亡原因，如意外伤害、战争、饥荒、瘟疫等。这些死亡原因主要由环境因素所决定，与基因无关或仅有间接关系。

第三类，由遗传因素和环境因素共同作用所造成的疾病，如癌症、糖尿病、心脑血管病、慢性阻塞性肺病等。现在认为，我们所认识的绝大多数疾病都属于这一类，只是在不同的疾病中，两者所起的作用不同。

造成人类死亡的全部原因中，完全由基因决定的疾病大约占 1%；由环境因素主导的疾病或死亡原因在人类历史上曾经占有最大比例，当前大约占 18%；其余 81% 的疾病或死亡原因是由遗传因素和环境因素共同作用所造成的，见下图：

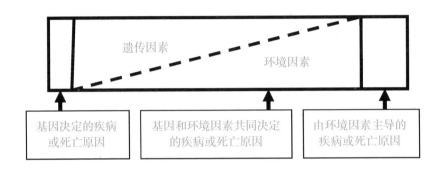

三大类疾病或死亡原因图解

在人类发展的漫长历史中，环境因素曾经长期决定着人类寿命。100 年前，在世界上绝大多数地区，人类的预期寿命只有三四十岁，主要原因是饥荒、战争、瘟疫、居高不下的新生儿死亡率等。进入 20 世纪，特别是第二次世界大战以后，随着社会经济发展、科学技术水平的提高，这种状况发生了质的变化。现在，除少数贫困国家和地区以外，人类的预期寿命已经大幅度提高，达到 70 岁左右，有些国家或地区甚至超过 80 岁。我国 2018 年公布的人均预期寿命为 76.7 岁，超过中等发达国家的平均水平。随着人类预期寿命的提高，上述第三类死亡原因突显出来。

今天，医学面对的最大课题是如何应对由遗传因素和环境因素共同作用所造成的疾病，我们称之为慢性疾病。慢性疾病成为促使人类提前衰老、制约人类达到自然寿命的主要原因。

四、健康长寿的最大课题是预防慢性病

人民大众的常见病随着历史发展而变迁。如果你访问一个老医生，问他过去和现在当医生有什么区别，他会告诉你，现在当医生比过去难，每天面对的大多数病人是慢性病患者，既难以根治，又难以给病人解释清楚，当医生真有点"费力不讨好"的感觉。

记得笔者毕业后第一次独立坐门诊，那是 20 世纪 60 年代，一位公社社员主诉腹泻。笔者询问他腹泻的特点、大便的性状，然后开一张化验单，确诊他患了阿米巴痢疾，一张处方就治好了他的病，他只花了几毛钱。2 周后他来复诊，说你这个医生真行，其实我是个新手。那时面对的病人多数是感染性疾病，痢疾、钩虫病、肺炎、肺结核等，大多能治好，而且能彻底治好。这些病为什么好治？因为它们病因明确，针对病因治疗，可以药到病除。

现在面对的病人可没那么简单，多数是慢性病。高血压、冠心病、糖尿病、脑卒中、恶性肿瘤等，一旦患了这类疾病就难以根治，即便达到"临床治愈"，也得终生服药打针，还要定期复查，医疗费用也不低。

这些病为什么难治？因为它们病因不明确，仅仅用生物学因素解释不清楚。这些疾病的发生是生物、心理、社会、环境等多因素综合作用的结果。随着社会转型，这类疾病已经表现出流行态势。在 20 世纪 50 年代，平均每死亡 10 个人，其中只有 2 个是死于这类慢性病；而现在，每死亡 10 个人，有 8 个是死于这类慢性病。

五、为什么慢性疾病增长如此之快？

人类历史上，战争、饥荒或瘟疫此起彼伏，造成大量的人口死亡，甚至导致国家或民族覆灭。进入 20 世纪，特别是第二次世界大战以后，人类生存条件发生了质的变化，战争、饥荒或瘟疫只是局部的、小规模的现象，人类预期寿命大幅度提高。与此同时，人类的生活方式和生活环境也发生了质的变化：热量摄取过多、食物过分加工、体力活动不足、社会心理压力增大、环境污染、气候变化……

> 人类生活方式和生活环境的改变如此迅速，以至于我们的身体来不及适应这种全新的生活方式和生活环境，人类遗传基因中存在的某些缺陷得到充分表达的机会。

我国改革开放 40 年来，慢性疾病患病率急剧上升，逐渐成为流行病。以我国成年人高血压患病率为例，1959 年约为 5%，1991 年为 13%，2002 年为 18.8%，2018 年为 23.2%。据《中国心血管病报告（2017）》公布的数据，我国心脑血管疾病患者人数达 2.9 亿。

慢性病比例增高的另一个原因是人口老龄化。 慢性病的发生除了与遗传因素和生活方式有关之外，与年龄增长也有很大关系。中华人民共和国成立初期，国民人均预期寿命只有 38 岁，许多人还“来不及”患慢性病就去世了。而今，“人生七十古来稀”早已成为历史，老龄人口所占比例越来越大，慢性病也就越来越多。

现在的问题是整个医疗体系的运转以疾病为中心，而不是以预防为中心。提起“预防”，我们脑子里立即想到传染病的预防，因为我们曾经在传染病预防领域取得了辉煌的成绩。其实大多数慢性疾病也是可以预防的。慢性疾病的发生是遗传因素和环境因素共同作用的结果。虽然我们目前还没有办法控制遗传因素，但是我们可以控制环境因素。如果我们努力为自己营造良好的生存环境，从小养成健康的生活方式和行为习惯，我们就可以大大减少患慢性疾病的机会。

"抗衰老"这个词儿很流行，其实预防慢性病、正确地治疗慢性病，是"抗衰老"的最大课题。从儿童抓起，从我做起，大家都来预防高血压、糖尿病、心脑血管病，预防癌症，预防慢性阻塞性肺病，这就是抗衰老的正确途径。

在所有慢性疾病中，心脑血管病占有最大的比例，是危害国民健康的大敌。心脑血管病的共同原因是动脉血管的衰老，医学上叫作动脉硬化。预防动脉硬化是预防心脑血管病的核心。迄今为止，我们所了解的预防动脉硬化的基本知识和措施，对于其他慢性疾病的预防同样重要，具有普遍意义。

以下的内容，就是想围绕这个话题，着重探讨动脉硬化所造成的心脑血管病是怎样发生的，应该怎样预防；如果你已经得了这类疾病，应该怎样控制。希望能在以下三方面对你有所帮助：

（1）提高自己的健康素养，正确制定和实施自我保健计划，预防心脑血管病。

（2）如果发现自己的健康状况有问题，应该怎样求医、怎样与医生沟通、怎样理解医生的诊断和治疗方案。

（3）如果你本人或者你的亲人是心脑血管病患者，应该怎样进行正确的治疗，延缓甚至逆转病情进展，防止发生严重并发症，提高生活质量。

第一章

动脉硬化——心脑血管病的元凶

第一节　血管的硬化与心脑血管病

心脑血管病是一个大众化的术语，其实它的含义不是很明确。首先请允许我限定一下它涉及的范围。

心脑血管病的根本原因是动脉血管的硬化，它的医学术语叫作"动脉粥样硬化"。

我们讨论的心脑血管病，特指由动脉粥样硬化所引起的心、脑、肾以及全身各组织器官的疾病，例如冠心病、脑梗死、缺血性肾病等。之所以规定在这个范围，一是因为这类疾病很普遍，已经成为危害大众健康的流行病；二是因为这类疾病是可以预防的，而且它的预防必须依靠大众参与；三是因为这类疾病的病理基础一致，都是由动脉血管的病变——动脉粥样硬化引起的。既然这类疾病的预防必须依靠大众参与，就得向大众宣传这类疾病的来龙去脉；宣传重点围绕着动脉粥样硬化这个共同的病理基础，也就比较容易抓住要领。

至于说"心脏病"，或者"循环系统疾病"这些术语，其含义更为广泛，许多内容不在我们讨论的范围。

第二节 人老先从血管老

有一个流行病学指标叫作"死亡构成比"，用来表示某地区某一年全部死亡病例中各种死亡原因所占的比例。这里有我国的两组数据，你一看就明白。

一组数据把死亡原因分成慢性病、传染病和其他原因，比较我国1957年和2001年的死亡构成比（表1-1）。

表1-1 我国1957年和2001年死亡构成比的比较（％）

年份	慢性病	传染病	其他原因
1957	23.5	15.4	61.1
2001	75.2	0.7	24.1

这里所说的慢性病，就是指心脑血管病、恶性肿瘤、慢性阻塞性肺病等慢性非传染性疾病。相隔44年，慢性病引起的死亡所占比例由23.5%上升到75.2%，而传染病引起的死亡所占比例由15.4%减少到0.7%。

让我们再来看另一组数据，说的是我国2004年城镇60岁以上人口的死亡构成比：脑血管病25%，恶性肿瘤20.1%，呼吸系统疾病18.7%，心血管病17.5%，其他原因18.7%。如果把心、脑血管病加在一起，占42.5%。也就是说，针对我国城镇老年人群的头号杀手是心脑血管病。

动脉粥样硬化是心脑血管病的病理基础。随着年龄增长，人人都会发生动脉硬化，这是自然规律。问题是为什么有些人到七八十岁也没有发生严重的动脉硬化，而另一些人却很年轻就发生动脉硬化，甚至出现严重的并发症。有一项研究对意外死亡者进行病理学分析，惊奇地发现有些十来岁的儿童就已经存在动脉硬化。从一定意义上讲，如果一个人很年轻就存在动脉硬化，可以说他已经老了；如果一个人七八十岁都还没有发生明显的动脉硬化，可以说他还年轻。人老先从哪里老？人老先从血管老。

预防和治疗心脑血管病，是一场阻止动脉硬化的战争。在这场战争中，我们的医学研究和医学实践目前仍然处于探索阶段。与我们过去针对各种瘟疫（天花、鼠疫、霍乱……）的战争不同，在那些战争中，我们的"敌人"是明确的，一种传染病只有一个"敌人"（某种特定的病毒或细菌）；对于心脑血管病和其他慢性疾病，我们还没有找到明确的"敌人"，或者说与这些疾病有关的"敌人"太多、太隐蔽。因此，阻止动脉硬化的战争，注定是一场持久战。另一方面，这也是一场真正的"全民战争"。任何一个人，从出生开始，就存在着动脉硬化的隐患，任何人都不能置身于这场战争之外。

第三节　都是"犯罪血管"惹的祸

如果你不是学医的，提起心脑血管病会觉得很复杂；听专家讲心脑血管病也多半听得云里雾里。其实心脑血管病的基本病因就是动脉硬化。心脏和脑子的动脉血管硬化了，造成心肌或脑组织的血液循环不正常，就是心脑血管病；严重时血管堵塞或者破裂，就会出大事，造成心肌梗死、脑

梗死、脑出血。

动脉硬化最重要的一种类型是动脉粥样硬化，就是动脉血管壁的内面形成了斑块。斑块看上去像稀饭一样，叫作粥样斑块。这些发生病变的血管不但管腔变窄、血流不畅，而且不能根据需要而正常地收缩和舒张，这就会造成心脏或脑子血液供需矛盾，发生心绞痛、头痛头昏、记忆力减退等一系列症状。最要命的是在一定条件下，这些病变血管的斑块会发炎、破裂，血管内突然形成血栓，造成管腔闭塞，这条血管负责灌注的那一块心肌或脑组织突然失去血液供应，这就是心肌梗死或脑梗死。这条突然被血栓堵塞的血管就是"犯罪血管"。心肌梗死、脑梗死，都是"犯罪血管"惹的祸（图1-1）。

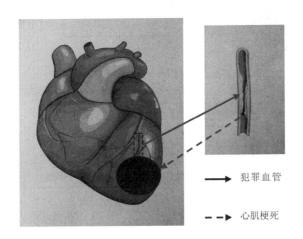

➡️ 犯罪血管

- ➡️ 心肌梗死

图1-1 冠状动脉粥样硬化与心肌梗死图解

负责心肌供血的动脉系统叫作冠状动脉，冠状动脉硬化引起的心脏病叫作冠心病，全名"冠状动脉粥样硬化性心脏病"。

负责脑子供血的动脉系统起源于颈部的4条大动脉：前面的两条叫作颈内动脉，颈后的两条叫作椎动脉，它们在脑部形成复杂的血管网络。

冠状动脉和脑部的动脉是最容易发生粥样硬化的动脉血管，因此心脏和脑子就成为动脉硬化最大的受害者。

其实不仅仅是心和脑，全身任何部位的动脉血管都有可能发生动脉粥样硬化。例如肾脏动脉硬化会造成肾缺血、肾功能不全；下肢动脉硬化会造成下肢供血不足，发生间歇性跛行；肠系膜动脉硬化会造成缺血性肠病；股骨头动脉硬化会造成股骨头坏死等。我们用图 1-2 简单概括动脉粥样硬化造成的各种缺血性疾病。

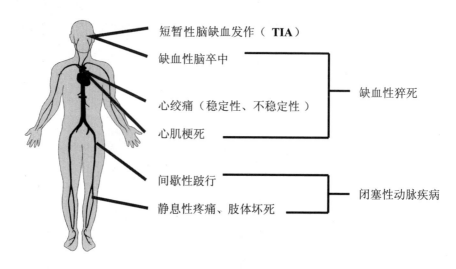

图 1-2　动脉粥样硬化造成的各种缺血性疾病

硬化的动脉不但会突然发生血栓形成，引起心肌梗死或脑梗死，有时还会突然破裂，发生脑出血、眼底出血等。脑出血的死亡率和致残率比脑梗死更高，后果更严重。幸好脑出血的发生率比脑梗死要少，在全部脑卒中病例中占 20%~30%。这里说明一下，咱们中国老百姓通常把脑卒中称为中风，这个名词包括了脑梗死和脑出血。

可见，心脑血管病的根本原因是动脉粥样硬化；造成心肌梗死和脑卒中的直接原因是病变动脉管腔内血栓形成，罪犯就在我们自己体内。

第二章

了解你的血液循环

谈到这里，你可能会想："不就是管道出了问题吗，你就以自来水管道打比喻，给我们说说怎样维护我们的血管吧！"很遗憾，我们的血管系统可不像工业上的管道系统那么简单哦！血管是活的，是由有生命的细胞组成的。它本身不断地进行着新陈代谢，还发挥着强大的生理功能。它不是像自来水管那样，被动地让液体在管道内流动，而是主动地与血液、与全身其他器官和系统相互配合、相互作用，共同维护血液循环的正常进行，共同完成血液循环所担负的使命。

因此，要想深入理解心脑血管疾病，首先得了解血管系统的基本构造和功能。以下内容可能会有一定难度，我尽量从比较浅显的层面上去阐述，相信大多数读者通过阅读本章，能够对循环系统建立起一个粗略的概念。如果有些段落暂时读不懂也不要紧，可以跳过去。

第一节　血管系统有周密的分工

一个人只要活着,血液就在体内不停地流动。血液的流动是有序的、周而复始的,叫作血液循环。

> 心脏处于血液循环的中心,为循环提供动力。血管系统负责规范血液流动、负责全身组织器官相互之间的物质交换。

把血管系统比作自来水系统是不恰当的。自来水系统的功能是单向的,只负责把水输送到各家各户,不必负责从各家各户收集物质带到其他地方去,因此只要设置水龙头,能把水放出来就行;而血管系统的功能是双向的,既负责把各种物质输送到全身组织器官,又要负责把各组织器官的产品、废物等带走,输送到其他相应的组织器官。因此,我们可以说,血液循环最根本的功能是进行血液与组织之间的物质交换。血管系统不像自来水系统那样允许设置很多水龙头,这是一个封闭的系统,绝不允许血液流出血管之外。那么血液与组织器官之间的物质交换是怎样实现的?是在血管系统最细小的部位,即毛细血管网,透过管壁来实现的,关于这个问题,会在后面的段落中阐述。

我们最好把血管系统比作一个组织严密、效率极高、功能庞大的物流系统。如果把身体比作是一个国家,那么这个物流系统就是负责中央与地方、地方与地方之间的物质交换。

血管系统根据其大小、结构和功能，可分为动脉、静脉、毛细血管三大类。

动脉负责把血液输送到外周，由大到小逐步分支，最后变成毛细血管网。毛细血管又汇集成小静脉，然后逐步汇集成中静脉、大静脉，负责把血液输送回心脏。

第二节 体循环和肺循环

血液由心室射出，流经动脉、毛细血管和静脉，返回心房，即完成一个循环周期。整个循环系统由体循环和肺循环两部分组成。

血液从左心室射出，流经主动脉及其各级分支、毛细血管、上下腔静脉，返回右心房，这个循环过程叫作体循环（又称为大循环）。体循环输送出去的是富含氧气的动脉血，返回的是富含二氧化碳的静脉血。

血液从右心室射出，流经肺动脉及其各级分支、肺毛细血管、肺静脉，返回左心房，这个循环过程叫作肺循环（又称为小循环）。肺循环输送出去的是富含二氧化碳的静脉血，在肺毛细血管和肺泡部位进行气体交换，返回左心房的是富含氧气的动脉血。

血液由心脏输送到各个器官和组织的过程，可以比作是电网向各个用户送电。电网与各个用户之间是并联关系，而且各用户所需要的电压和电流，分别由各自的变压器控制。对于循环系统，各个器官和组织相互之间也是并联关系，而且各个器官和组织也会根据需要调节其血压和血流量（图2-1）。

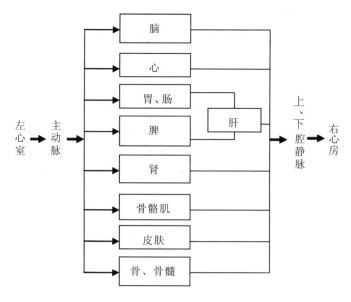

图 2-1　体循环各器官血管床并联关系示意图

第三节　动脉的结构和功能

　　动脉血管壁的结构比自来水管要复杂得多，大致可以分为内膜、中膜、外膜三层（图 2-2）。

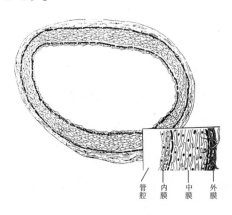

图 2-2　动脉壁的结构示意图

内膜位于血管内面，与流动的血液亲密接触，是循环血液与血管之间的屏障。内膜由单层内皮细胞组成。提到内皮细胞，请你先建立一个概念：千万不要小看这薄薄的一层内皮细胞，它对血管功能乃至整个循环功能的正常运转，有举足轻重的作用。你想了解心脑血管疾病的病因、病理生理、预防和治疗吗？那么你不能不了解内皮细胞。我们在相关章节中会反复提到它。

中膜是动脉壁中最厚的一层，由平滑肌细胞和细胞外基质组成，并且分别由内弹力层和外弹力层与内膜、外膜分界。平滑肌与血管的收缩和舒张功能有关。**小动脉和微动脉的平滑肌成分相对较多，它们的收缩和舒张可改变血管阻力，进而改变相应器官和组织的血流量。**平滑肌细胞相互之间存在细胞外基质，主要由胶原纤维和弹性蛋白组成。弹力层也是细胞外基质。这些细胞外基质不仅使血管更坚韧，而且使血管具有弹性。大动脉中层的基质成分较多，因而十分坚韧，并且具有很强的弹性和可扩张性。

外膜由滋养血管、淋巴管、神经、某些细胞及基质成分组成。

主动脉和它的主要分支好比高压输电线，同时又像一个巨大的电容器。这些血管的口径大、管壁厚、弹力成分多，具有很强的可扩张性和弹性回缩能力。当心室射血时，动脉压力升高形成收缩压，一方面推动血液向前流动，另一方面大动脉扩张，容积增大，可储存一部分血液，同时管壁储存一部分势能，对收缩压起到缓冲作用。待心室舒张时，大动脉弹性回缩，推动血液继续向前流动，维持舒张压在正常水平。

许多老年高血压患者表现为收缩压很高、舒张压很低、脉压（就是收缩压与舒张压的差值）很大，这是为什么？因为这些老年人大动脉硬化很明显，失去了弹性和扩张能力，变得像钢管一样。在心室收缩期，大动脉不能有效地扩张从而缓冲压力,因此收缩压很高;到了舒张期,大动脉没有弹性回缩能力,因此血流骤然减慢,舒张压降低。这类高血压叫作收缩期高血压,治疗上有一定难度。

大动脉逐渐分支,就像由树干分成树枝一样,血管口径越来越小,最后成为小动脉、微动脉,再过渡到毛细血管网。从主动脉直到分支为小动脉之前,各级动脉血管内的压力衰减是很小的,这些动脉血管的主要功能是快速地向各个器官和组织传输血液。可是到了小动脉和微动脉这个层面上,血管口径变得很细,对血流的阻力加大,因此血压衰减幅度也加大。在体循环中,微动脉段的血流阻力最大,血压降落最为显著。生理学实验证明,如果在微动脉起始端测量的血压为 85 mmHg*,那么在微动脉末端(也就是毛细血管起始端)的血压仅为 30 mmHg。

生理学把小动脉和微动脉这个层次上的动脉血管称为毛细血管前阻力血管。这类血管的管壁富含平滑肌,具有很强的收缩和舒张能力,可以根据需要改变血管口径,调节流向器官和组织的血流量,就像电网中的变压器和整流器一样。对于高血压的发生、发展和治疗,小动脉和微动脉是重点关注对象。

第四节　微循环

微动脉与微静脉之间的血液循环叫作微循环。图 2-3 表示一个典型的微循环单元。

---

*: 1 mmHg=0.133 kPa。

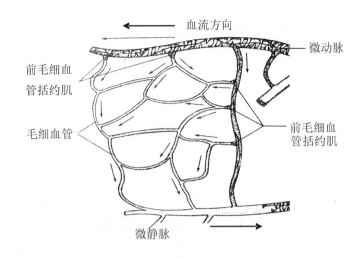

图 2-3　微循环模式图

　　前面提到过，血液循环最根本的功能是进行血液与组织之间的物质交换，这一功能就是在微循环部分实现的。

　　一个微循环单元的构成，除了微动脉、微静脉和毛细血管网之外，还包括很多细微的结构，如前毛细血管括约肌、通血毛细血管等，我们在这里不去管它。着重谈一下毛细血管。

　　毛细血管非常细，直径不到 10 μm（我们可以想象一下，头发丝的直径大约 200 μm），负责血液与机体组织之间的物质交换。毛细血管壁是由单层内皮细胞构成的，非常薄，但是它具有强大的功能，可以选择性地让血液中的营养成分透过管壁进入组织，同时把组织中的代谢产物纳入血液，以便输送到相应的器官去处理。人体组织中到处都有密集的毛细血管网（只有牙齿、指甲、毛发、眼角膜、软骨等组织中没有毛细血管）。

　　毛细血管虽然很细小，但是它的总交换面积非常庞大。让我们来想象一下，假如把体内所有的毛细血管都剖开、摊平，连接成一张薄膜，它的总面积可达 1 000 m²。一个人只要活着，构成身体的所有组织就要不停地进行新陈代谢，也就是要不停地从血液循环中获取营养物质（包括水分和氧气），还要获取来自其他器官和组织的信使物质（激素、酶、各种因子等）；同时又要不停地把代谢产物和需要传递出去的物质交给血液循环带走。所有这些交换过程主要依靠毛细血管来完成，这就难怪需要这么大的交换面积了。

第五节　凝血与抗凝血

不知道你想过没有，正常情况下为什么血液在血管系统中循环流动不会发生凝固，而一旦流出血管外就会立即凝固？在某些病理状态下，为什么血液在血管内也会发生凝固，造成心肌梗死、中风等严重后果？这可是个十分严肃的问题哟，当我们谈论心脑血管疾病的时候，经常都会涉及它。

> 我们的循环系统具有凝血和抗凝血两大功能。在健康的机体内，两者相互对立，又相互统一，谁也离不开谁，保持着相对平衡。

正常情况下在血管内是不允许凝血的，想想看，如果随便发生凝血，血液循环还能正常进行吗？可是当组织受到损伤时，又必须立即在损伤的部位发生凝血，这样才能止血。如果该凝血时不能凝血，那就是出血性疾病。

如果不该凝血却发生凝血，那可就麻烦了。例如这种不该发生的凝血发生在大脑就是缺血性脑卒中，发生在心脏的冠状动脉就是心肌梗死。有时候还会在心房内发生凝血，如心房纤颤患者；在下肢深部静脉内发生凝血，如长期卧床的患者。这些部位形成的凝血块叫作血栓，有时候它会掉下来变成栓子，栓子随着血流跑，跑到哪里堵住，哪里就出大问题。如来自左心房的栓子常常会跑到大脑，引起脑栓塞，病人刚刚还在与你交谈，突然眼睛一翻就死了，或者失语、偏瘫了；来自深静脉的栓子常常会顺着血流跑到肺动脉，造成肺梗死。

因此，健康人的血液循环应该是：该凝血时就凝血，不该凝血时绝不凝血。

那么凝血是怎样发生的？又怎样才能不让它随便发生凝血呢？

凝血过程是一系列生物化学反应，比较复杂。我们可以这样理解：血液中有一套控制凝血的"机关"，它一环扣一环，就像一串爆竹，一旦点燃它的"引信"，就会启动连锁反应，发生凝血。这个反应过程可以简化为三个步骤（图2-4）。

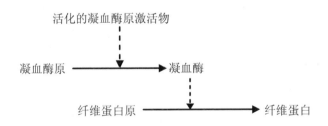

图2-4 凝血过程简图（－－－▶催化方向，──▶变化方向）

图2-4中的三个步骤，让我们从下往上看。

先看第三步，纤维蛋白原在血液中静静地流淌，它是凝血的"机关"之一，被称为凝血因子Ⅰ。它一旦被激活，就变成纤维蛋白。纤维蛋白是不溶解的丝状物，与同时被激活的血小板缠绕在一起，再加上堆积起来的红细胞等有形成分，共同构成血凝块，发生凝血。

是谁激活了纤维蛋白原呢？请看第二步。血液中有一种成分叫作凝血酶原（凝血因子Ⅱ），它一旦被激活，就变成凝血酶；凝血酶立即激活纤维蛋白原。可见，凝血酶原就是凝血反应的"引信"。

谁来点燃凝血酶原这个"引信"呢？请看第一步。人体组织内有多种物质可以激活凝血酶原，统称为凝血酶原激活物，大致分为两类：

一类叫作组织因子（凝血因子Ⅲ），广泛存在于人体组织中。任何部位发生损伤，组织因子接触血液就会活化，立即激活凝血酶原。

另一类是血管壁内的胶原蛋白。正常情况下，胶原蛋白被血管内皮细胞覆盖，没有机会接触血液。一旦发生内皮细胞损伤，胶原蛋白接触血液，立即激活凝血酶原。

心肌梗死、脑梗死的直接原因，都是血管壁内的胶原蛋白接触血液，点燃了血管内凝血的"引信"。怎样才能防止血管壁内的胶原蛋白接触血液呢？那就是不让血管发生粥样硬化，保持血管内皮细胞完好无损。

上述凝血反应过程是在一个"舞台"上进行的，这个"舞台"就是血小板。

血液中有很多血小板，它有个怪脾气，没有被激活的时候很安静；一旦被激活就会发生强烈的反应——黏附、聚集、释放。当任何部位血管损伤时，流经此处的血小板被内皮下的胶原激活，立即黏附于损伤处暴露的胶原纤维上，同时发生聚集，形成松散的血小板血栓。一旦发生黏附和聚集，血小板就会暴露出磷脂表面（这种磷脂表面平时处于封闭状态）。凝血酶原激活物的活化、凝血酶原的激活，主要是在血小板提供的磷脂表面上发生的。

不仅如此，血小板发生黏附与聚集后，还会释放血小板因子，进一步促进纤维蛋白形成。后者网络血小板及其他细胞成分，形成血凝块。

对于那些有动脉硬化的人，特别是高血压、冠心病、糖尿病患者，医生会让他们长期口服阿司匹林，这是为什么？因为阿司匹林具有抗血小板凝聚的作用，可以显著减少动脉内血栓形成的机会。可见，防止血管内不正常的凝血，是讨论心脑血管疾病所不可回避的问题。

凝血反应一旦启动，如果无休止地进行下去那还了得！不用担心，我们还有一个同样强大的抗凝血系统，它与凝血系统相互对立，又相互统一，把凝血反应约束在适当的地点、适当的程度。

此外，我们的循环中还有纤维蛋白溶解系统（简称纤溶系统）。组织损伤后，当凝血、止血的目的已经达到，纤溶系统会逐步溶解血栓，尽力使堵塞的血管再通；同时，纤溶系统还对损伤组织的修复发挥重要作用。

关于抗凝血系统和纤溶系统，我们就不详细阐述了。

第六节　内皮细胞的强大功能

所有血管的内壁都衬着一层薄薄的上皮细胞，称之为内皮细胞。实际上毛细血管就是由单层内皮细胞相互连接、卷成管状构成的。可别小看这一层薄薄的内皮细胞哟，它对血管功能的正常发挥、血液循环的正常进行至关重要。一旦内皮细胞受到损伤，血液循环就会出麻烦。比如动脉硬化的发生就是从内皮细胞受到损伤开始的。要想预防心脑血管疾病，一生都要注意爱护你的内皮细胞哦！至于怎样爱护，那可就说来话长了，请允许我在后面的相关章节慢慢道来。这里先谈一下内皮细胞的一些重要功能。

首先，紧密连接的内皮细胞构成一道屏障，它是我们体内的万里长城。内皮细胞构成所有血管的内表面，它不仅使血管内壁保持光滑，有利于血液流动，而且遮蔽着内皮下组织，不让内皮下组织中的胶原纤维有机会直接接触血液。通过前面的阐述我们已经知道，胶原纤维一旦接触血液，就会引起血小板黏附、聚集，激活凝血反应。此外，内皮细胞所构成的这道屏障能限制循环血液中的大分子颗粒进入内皮下间隙。血液中的某些颗粒如果随便进入内皮下间隙，那可是要出毛病的。比如血液中正常存在的低密度脂蛋白胆固醇颗粒，这家伙如果遇到哪里有内皮细胞损伤，就会跑到内皮下间隙，在这里聚集成堆，发生氧化，进一步演变成动脉硬化斑块。关于这个问题我们以后还会详细阐述。

第二，内皮细胞是抗凝血功能正常发挥的重要保障。

现在我们引出一个新名词——血栓病，用来概括由于不正常的血管内凝血而引起的疾病。心肌梗死、脑梗死、脑栓塞、肺梗死、下肢动脉栓塞、下肢深静脉血栓形成等，都是血栓病。

> 血栓病的发生有三个要素：血流淤滞、血液凝固性改变、内皮细胞损伤。其中内皮细胞损伤是核心。只要内皮细胞完好、功能正常，其他因素就不能发挥作用。

内皮细胞不但有屏障作用，还不停地向血液中释放一些抗凝物质，保障血管内不会随便发生凝血，其中重要的有前列环素合成酶和肝素。

第三，小血管的内皮细胞不停地合成和释放一种物质——纤溶酶原激活物。它可以激活血液中的纤溶酶原，使之转化为纤溶酶。纤溶酶可以使已经形成的纤维蛋白降解，就是把纤维蛋白分解成更细小的片段，送到肝脏去处理，这个过程叫作纤溶。在日常生理活动中，即便是一个正常的人，也难免经常发生各种损伤，包括机械的、化学的、生物学的损伤，引发不同程度的凝血反应。凝血反应所产生的细小血栓和纤维蛋白必须随时被清除，以保证血液循环的正常进行。显然，这有赖于内皮细胞。

除了在抗凝及纤溶中发挥重要作用以外，内皮细胞还参与调节血管平滑肌的收缩和舒张。内皮细胞产生的一氧化氮、前列环素是血管舒张因子，产生的内皮素是血管收缩因子。此外，内皮细胞在免疫反应中也扮演着重要角色，参与损伤的修复和感染的控制。

可见，内皮细胞真是太重要了。

在这里我要提出一个问题：你是否爱护自己的健康？回答当然是肯定的。但是你知道怎样爱护自己的健康吗？我要告诉你，爱护自己的健康，最重要的事情莫过于保护你的内皮细胞。

你可能会认为我说得有点玄。内皮细胞长在血管里，我怎么能保护它？其实在日常生活中，你可能正在不知不觉中损害着你的内皮细胞。

当你发现自己的血脂异常，特别是胆固醇增高而置之不理时，可曾想过你正在损害自己的内皮细胞吗？

当你发现自己的血压增高、血糖增高而拒绝接受治疗时，可曾想过你正在损害自己的内皮细胞吗？

当你享受吸烟那种"赛过活神仙"的感觉时，可曾想过你正在损害自己的内皮细胞吗？

当你年纪轻轻眼看着肚子长大、身体肥胖却仍然吃喝无度、拒绝体力活动时，可曾想过你正在损害自己的内皮细胞吗？

任凭那些有害因素在自己身上泛滥，就是在损害自己的内皮细胞、损害自己的血管，无异于自毁长城。

第三章

动脉粥样硬化是怎样发生的?

第一节　什么是动脉硬化?

你肯定有过这样的经验：一根新橡胶管，不仅很柔软、很光滑、很美观，而且弹性很好；若干年以后变得又硬、又粗糙、又难看，而且弹性变差一拽就断，这叫作橡胶的老化。动脉硬化有点与此类似，但是绝不像橡胶管老化那么简单。因为橡胶管是非生命物体，而动脉血管是有生命的，它是由活的细胞和生命物质构成的。动脉硬化不是单纯的老化，而是病变。

用医学术语来讲，"动脉硬化是血管壁增生性病变"。在外观上表现为动脉血管变硬、管壁增厚、管腔缩小；在微观上的病变就更复杂了，我们今后会逐步阐述。动脉硬化可分为三种类型：小动脉硬化、动脉中层钙化、动脉粥样硬化。在一个病人身上，动脉硬化的三种类型可以同时存在。

小动脉硬化主要发生在高血压病人，表现为全身小动脉血管壁弥漫性增生改变，管腔狭窄。小动脉是阻力血管，小动脉管腔狭窄导致阻力增加，血压进一步升高。高血压病人的这种小动脉硬化以肾脏最明显，导致肾组织缺血，如果不及时治疗，必然造成肾功能受损，发展为高血压肾病。小动脉硬化的另一个重要的受害者是脑。脑组织内微小血管硬化，引起小卒中，这是缺血性脑血管病中最常见的类型。假如你患有高血压病，建议去找眼科医生检查一下眼底，因为眼底是观察小动脉的窗口，能直接看到眼底小动脉有无硬化、硬化的程度有多大。

动脉中层钙化常常在接受 X 线照片检查时无意中被发现，一般没有症状。动脉中层钙化造成动脉血管变硬变脆，失去弹性，损害血管的生理功能。

动脉粥样硬化是我们关注的重点，是心脑血管疾病的主要病因。动脉粥样硬化有两个特点，一是好发于大、中型动脉，如心脏的冠状动脉、脑部的动脉、颈总动脉及其分支等；二是病变发生在动脉的内膜面，形成偏心分布的粥样斑块（图 3-1）。在我们的身上有一个"窗口"，可以用超声技术直接观察动脉粥样硬化，那就是颈动脉。颈动脉负责向头部供血，在它的分叉处（分为颈内和颈外动脉）最常发生粥样硬化。这项检查是无创伤的，一点也不难受，能直观地测量颈动脉内膜厚度、粥样斑块的尺寸，还可以把图像打印在纸上给你看。如果发现自己的颈动脉有粥样硬化，那可得高度重视哟，因为这意味着你的冠状动脉和脑动脉极有可能已经发生了粥样硬化。

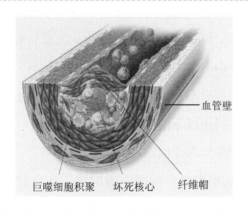

巨噬细胞积聚　坏死核心　纤维帽　血管壁

图 3-1　动脉粥样硬化斑块示意图

第二节　动脉粥样硬化是怎样发生的?

　　医学家发现动脉粥样硬化并对其进行研究至少有 100 年的历史了。为什么会发生动脉粥样硬化? 这个问题一直是医学研究的热点,并且迄今没有定论。近期的研究取得许多重要进展,有相当多的证据支持这样一种观点:**动脉粥样硬化的形成和进展是一个慢性炎症过程,始动因素是内皮细胞功能障碍**。这里请你注意两个关键词,一个是"炎症",一个是"内皮"。关于内皮细胞,我们在前文已经进行了介绍,并且提醒你要特别重视它。关于炎症,还得稍微解释一下。

　　炎症是一个外来词,原本是点火、燃烧的意思;医学上用炎症这个词表示机体对细胞损伤作出的反应。当某个部位的细胞受到损伤(如感染、创伤),机体就会调动各种因素,使局部发生毛细血管扩张、白细胞浸润、温度升高等一系列反应,称为炎症反应。炎症反应是一种保护机制,也是一把双刃剑,如果反应过度或反应不适当,其本身又会造成对机体的损害,甚至引发疾病。动脉粥样硬化的发生、发展,直到引起严重血管事件(心肌梗死、脑卒中等),始终贯穿着炎症反应。

　　迄今为止,通过综合分析大量的研究结果,学者们普遍认为动脉粥样硬化的发生和发展要经历以下演变过程。

　　第一步,内皮损伤和内皮细胞功能障碍:

　　内皮细胞相互紧密连接,构成一道屏障,从血管的内面保护着血管壁。**内皮细胞受到损伤、发生功能障碍,是动脉粥样硬化的突破口**,为接踵而来的其他有害因素侵入血管壁提供了条件。

那么，什么因素会造成内皮细胞损伤和功能障碍呢？如果能找到单一的、明确的因素，动脉粥样硬化不就很好预防了吗！但是很可惜，造成内皮细胞损伤和功能障碍的因素有很多，这就难怪有点防不胜防了。这些因素综合起来可分为两类，一是物理因素，一是化学因素。

先谈谈物理因素，典型的例子是高血压。高血压所施加的剪切力可以损伤内皮细胞，尤其是在动脉分支的部位。请想象一下大河里的流水，在河道拐弯或者分叉处容易形成波浪和漩涡，这叫作涡流，涡流对河岸的冲刷和剪切作用很强烈。动脉血流也是这样，遇到分叉处也会形成涡流。当血压增高时，涡流对血管壁的剪切力大大增强，会损伤血管内皮。紊乱的血流在动脉分叉处不仅造成内皮细胞的屏障作用受损，还会干扰内皮细胞的分泌功能。

化学因素是指血液循环中一些"毒性"物质。例如血脂异常、糖尿病、吸烟等，可造成血液中"毒性"物质增加，这些毒性物质作用于内皮细胞，引起内皮细胞功能障碍，抗炎、抗氧化、抗凝血功能减弱，为动脉粥样硬化的发生大开方便之门。

第二步，"坏胆固醇"的入侵和修饰：

血液中有一类重要的蛋白颗粒，叫作"脂蛋白"，专门负责运送脂肪和胆固醇到它们应该去的场所（例如肝脏、肌肉、脂肪组织）进行代谢。我们可以把脂蛋白理解为运送脂肪和胆固醇的船队。

由"脂蛋白"组成的这个船队可不简单，它的成员——脂蛋白颗粒并非千篇一律，而是有各种不同的类型，就像一个船队中有混装船、集装箱船、油船、客船一样。

在生物化学上，根据脂蛋白颗粒的密度、所装载的脂质成分、所结合的载脂蛋白之不同，分为 5 种类型：①乳糜微粒；②极低密度脂蛋白

（VLDL）；③中密度脂蛋白（IDL）；④低密度脂蛋白（LDL）；⑤高密度脂蛋白（HDL）。

关于这些脂蛋白颗粒的来龙去脉，我们姑且不去管它，还是回过头来说说它们与动脉粥样硬化的关系。它们当中最重要的是低密度脂蛋白，咱们今后就称呼它的缩写 LDL。这家伙在血液中越多，就越容易发生动脉粥样硬化。高密度脂蛋白（HDL）则相反，具有对抗动脉粥样硬化的作用，因为它能不断地从身体各个部位把胆固醇运送回肝脏去处理，从而降低血液中的 LDL 水平。LDL 和 HDL 所装载的主要货物都是胆固醇，咱们老百姓中有一种流行的说法，把 LDL 叫作"坏胆固醇"，HDL 叫作"好胆固醇"，确实有一定的道理。

话说"坏胆固醇"（LDL）在血液循环中游荡，遇到某处动脉内皮因受到损伤而发生功能障碍，不能有效地发挥屏障作用，于是便乘虚而入，穿透内皮细胞侵入动脉壁。这就叫 LDL 入侵。循环血液中 LDL 水平越高，这种入侵就越厉害，内皮损伤处所堆积的 LDL 就越多。

内皮下组织中有一种蛋白多糖，它遇到入侵的 LDL，便会与之结合，挽留 LDL 在血管壁中住下来。LDL 停留时间长了，就会被氧化；在高血糖环境下，LDL 还会被糖化。LDL 在血管壁中所发生的这些变化叫作"修饰"，也就是说这些入侵的 LDL 被乔装打扮了，不再是原来在血液循环中的那个样子了。事情发展到这一步，被修饰的 LDL（缩写为 mLDL）真正变成了促进炎症反应、促进动脉粥样硬化的乱党贼子。

这里我们简单列举一下 mLDL 的主要罪行：①趋化（你可以理解为"勾引"）循环中的白细胞聚集到血管壁上；②刺激内皮细胞产生炎性介质（就是指携带炎症信号的各种化学物质）；③引诱巨噬细胞大量地吞噬它。mLDL 的这些罪行直接启动了动脉粥样硬化的进程。

第三步，白细胞聚集和泡沫细胞形成：

血液循环中有大量的白细胞。白细胞是我们身体中的作战部队，它们随时在血液循环中流动，并且在循环血液中保持相对稳定的数量。循环中的白细胞随时处于战备状态，当机体发出炎症信号时，白细胞就会向发生炎症的部位靠拢，也就是说，到发生炎症的地方去参加战斗。

我们在上文中提到，"被修饰的坏胆固醇"（mLDL）不但直接"勾引"循环中的白细胞向血管壁聚集，而且刺激受损的内皮细胞产生多种炎性介质，这些炎性介质进一步趋化白细胞（主要是单核细胞，属于白细胞的一种类型）黏附到血管壁上。于是，在动脉血管壁上的一场局部战役（炎症反应）打响了。

单核细胞黏附到内皮损伤部位以后，可以钻过内皮细胞之间的连接缝，进入内皮下间隙，在那里停留下来，分化为巨噬细胞。巨噬细胞大量吞噬 mLDL，肚子里装满了坏胆固醇，再也动弹不得，演变成为泡沫细胞。泡沫细胞在内皮下间隙中成堆地出现，显微镜下看上去像泡沫一样，因此取了这么个名字。

肚子里装满了坏胆固醇的泡沫细胞在内皮下间隙堆积，进一步形成脂质条纹。动脉粥样硬化发展过程中，前面几个步骤都是在分子水平和细胞水平上发生的。这些变化是肉眼看不见的，只能用生物化学和细胞学方法去研究。发展到形成脂质条纹这一步，肉眼就能看见病变了。如果这时候把病变的动脉血管从体内取出，剖开观察，就会发现动脉内表面部分区域变为黄色，可呈直径 1 mm 左右的点状，或者宽 1~2 mm，长 10 mm 左右的条状，这便是脂质条纹。这种条纹并不向动脉管腔内突出，不影响血流，也不会引起任何症状。说起来你可能不相信，大部分人到了 20 来岁，在主动脉和心脏的冠状动脉就已经存在脂质条纹了。在漫长的生命过程中，这些脂质条纹可以消退，可以此起彼伏，其中有一些可以发展成为粥样斑块，引起冠心病、心绞痛、心肌梗死、脑梗死等严重后果。

脂质条纹又是怎样进一步演变成粥样斑块的呢？

第四步，平滑肌细胞参战，纤维斑块形成：

在阐述动脉壁的结构时我们已经知道，动脉血管壁的结构可以分为内膜、中膜、外膜三层。中膜是动脉壁中最厚的一层，由平滑肌细胞和细胞外基质组成。正常情况下，平滑肌细胞不会随便离开自己的岗位。但是当动脉硬化的进程发展到这一步，它也不甘寂寞了，竟然纷纷从动脉中膜向内膜下间隙迁移，到病变部位去参加这场混战。那么又是谁召集平滑肌细胞参战的呢？

原来这主要是泡沫细胞在作怪。泡沫细胞形成以后，会分泌多种"因子"，如血小板衍生因子、肿瘤坏死因子 - α、白介素 -1、成纤维细胞生长因子、转化生长因子 - β 等。泡沫细胞分泌的这些因子多为炎症因子，它们召集平滑肌细胞向内皮下间隙（就是泡沫细胞所在的位置）迁移，刺激平滑肌细胞在这里复制、增生，并产生大量的细胞外纤维成分。

迁移的平滑肌细胞不断复制、增大、凋亡，与产生的细胞外纤维成分共同将堆积的泡沫细胞、白细胞包绕起来，形成纤维帽。至此，动脉粥样硬化进一步的病变——纤维斑块形成了。

第三节　纤维斑块的基本构造

从大体上看，纤维斑块呈坚硬、灰白色突起的病变。斑块向动脉管腔内突出，如果足够大，就造成动脉管腔偏心性狭窄，血流受阻。纤维斑块的基本构造包括脂质核心和纤维帽两部分（图 3-2）。

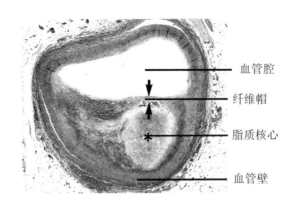

图 3-2　动脉粥样硬化纤维斑块横切面基本结构

（图中标注：血管腔、纤维帽、脂质核心、血管壁）

　　脂质核心也可以叫作坏死核心，它的形成是炎症反应的结果。这个核心就像是一堆乱七八糟的豆腐渣，主要由坏死细胞碎片组成，并含有变性的泡沫细胞、巨噬细胞和大量的胆固醇结晶。这一堆东西本身是很强的致血栓物质，只要与血液成分一接触就会立即引起凝血反应。这是因为泡沫细胞生成大量组织因子，我们在阐述凝血机制的时候讲过，组织因子是触发外源性凝血的导火线。本来嘛，外源性凝血应该发生在组织损伤的部位，现在可麻烦了，在动脉血管内也潜伏着发生外源性凝血的危机。

　　幸好，脂质核心被纤维帽覆盖着，通常没有机会直接接触血液，便没有机会触发凝血。纤维帽由迁移过来的平滑肌细胞、细胞外纤维成分组成，表面覆盖着一层内皮细胞。尽管向管腔内突出的纤维斑块对血液流动有一定影响，但只要没有完全阻断血管腔，倒也不会出大事。如此说来，这个纤维帽还真是个好东西。但是你不要高兴得太早，这个纤维帽并不那么可靠，有时候它会发炎、破损，使得被它覆盖的脂质核心有机会接触血液。说时迟，那时快，一旦纤维帽发生哪怕是小小的破损，使得血小板有机会接触到脂质核心中的组织因子，便立即发生黏附，形成微血栓附着在损伤部位。微血栓中活化的血小板释放多种因子，可以使血栓像滚雪球般增大，使这条病变的动脉完全堵塞，发生心肌梗死、脑梗死等严重后果。

第四章

动脉粥样硬化怎样引发心脑血管疾病?

通过前面的阐述,你已经明白动脉粥样硬化是怎么回事。现在让我们进一步探究一下动脉粥样硬化是怎样引起心脑血管疾病的。

如果医生检查出来你患了动脉粥样硬化,不要认为你身体内的动脉血管全都发生了这种病变。动脉粥样硬化的发生和发展是一个漫长的过程,纤维斑块在血管系统中的出现和分布是不均匀的。有些部位先发生,有些部位后发生;有些部位的病变明显,有些部位不明显或者没有病变。

动脉粥样硬化斑块是逐渐形成和演变的,在长期发展过程中可以没有任何症状。当病变影响了血管的功能,或者限制了组织器官的血液供应,才会引起注意。

动脉粥样硬化造成的后果是多种多样的,粥样斑块病变的性质与临床心脑血管疾病的表现密切相关。

归纳起来,动脉粥样硬化斑块的演变和造成的后果有以下几种:

第一节 斑块造成动脉管腔狭窄

粥样斑块向动脉管腔内突出，如果斑块的体积足够大，就会造成血管腔偏心性狭窄。临床上用动脉造影的方法可以测量出狭窄的程度，用百分比表示。比如75%狭窄，就是说血管腔的口径被堵塞了75%。显然，动脉血管腔狭窄了，血流量就会减少，必然影响组织器官的血液供应。

最典型的例子是"劳力性心绞痛"。我们在电视剧里经常看到这种场面：某老干部坐在客厅里与家人谈话，本来看上去好好的，不料某件事情惹他生了气，突然双手捂住胸口，说不出话来；老伴急忙拿来硝酸甘油……这就是"劳力性心绞痛"，是冠心病的常见临床症状之一。这位老干部心脏冠状动脉的某一个或几个分支长了斑块，造成管腔狭窄。血液流过狭窄的血管灌注心肌，由于在安静的时候心肌对血液的需求不多，血流量还算够用，所以没有症状；可是当情绪激动或者用力的时候，心肌需要的血流量增加，狭窄的血管就供不上了，出现了供需矛盾，于是发生心肌缺血、心绞痛。这时候使用扩张冠状动脉的药物如硝酸甘油、速效救心丸等，可以暂时缓解供需矛盾，从而缓解心绞痛。

说起来你可能吃惊，动脉粥样硬化病变造成动脉管腔狭窄达到相当程度，比如狭窄50%甚至75%，才会引起临床症状（但是，由斑块不稳定造成的心血管事件与狭窄程度无关，关于这个问题我们在后面讨论）。在这以前，动脉粥样硬化的发生和发展过程可能经历了数年甚至数十年。在这个漫长的过程中，患者可以没有任何症状，他不会去找医生，医生也不会认为他有病。但是实际上疾病正在他的体内发展，这就是大家常说的"未病之病"。

　　动脉管腔狭窄所造成的这种血液供需矛盾不只是发生在心脏，也常发生在其他组织器官。例如下肢大动脉粥样硬化造成血管狭窄时，常常出现一种症状叫作"间歇性跛行"。患者于行走时突发肢体疼痛不适、软弱无力，坐下来休息一会可以缓解。如果你认识的哪位先生（女士）有这种症状，应劝他（她）抓紧去医院检查，不要任其发展到不可收拾的地步。

第二节　斑块破裂或溃烂引发血栓形成

　　粥样斑块的坏死核心是很强的致血栓物质，幸好有纤维帽覆盖，使它没有机会直接接触血液，才不至于引起血管内凝血。可是，这个纤维帽有时候会发炎、溃烂，甚至破裂，让坏死核心暴露。为什么呢，我们一再强调，动脉粥样硬化的发生和发展是一个炎症过程。如果炎症得不到控制，斑块中的炎症细胞和炎症因子很活跃，那么这个斑块就处于不稳定状态，纤维帽就容易发生破裂或溃烂。关于斑块稳定还是不稳定的问题十分重要，很多要命的心血管事件如心肌梗死、脑梗死、不稳定型心绞痛、心源性猝死等都与它有关。我们将专门安排一节来讨论这个问题。

　　只要纤维帽破裂，哪怕只是纤维帽表面覆盖的内皮细胞破裂，就会立即启动凝血。首先是血小板聚集到破损处，形成血小板血栓，阻止血管壁出血，这是初级血栓形成；紧接着进入二级凝血过程：血小板活化、一系列凝血因子活化、纤维蛋白形成，使血栓进一步稳固。

本来嘛，这个凝血过程是一种保护性的生理反应，目的是阻止破损的血管壁出血。可是，这种保护性的生理反应却带来了大麻烦。

还是以冠心病为例。上一节提到过劳力性心绞痛，那是冠心病的常见临床类型之一。另外一种更严重的临床类型叫作急性冠脉综合征，是由于冠状动脉斑块破裂或溃烂、病变动脉内血栓形成而引发的。急性冠脉综合征发病急，来势凶猛。患者的病情除了与病变血管的性质和大小有关之外，还与血栓的大小、血栓造成血管堵塞的程度、血栓形成后是否及时被溶解、病变血管周围是否已经建立侧支循环等诸多因素有关。由于上述诸多因素的不同，急性冠脉综合征可以表现为不稳定型心绞痛、急性心肌梗死、心源性猝死等多种临床类型。

至于缺血性脑梗死，最重要的一种类型叫作动脉粥样硬化性脑卒中，其发病原理与急性冠脉综合征是相同的，也是动脉粥样硬化斑块破裂或溃烂，引发脑动脉内血栓形成。急性冠脉综合征、动脉粥样硬化性脑卒中都属于急性心脑血管事件。

咱们讨论心脑血管疾病要抓住两个要点：一是怎样想方设法避免患上心脑血管疾病，这叫作一级预防；二是如果你已经是心脑血管疾病患者，你怎样想方设法避免发生急性心血管事件，这叫作二级预防。要想避免发生急性心脑血管事件，就要设法让动脉粥样斑块变得稳定，不要破裂或溃烂，不要诱发动脉内血栓形成。经过最近二三十年的科学研究和临床实践，心脑血管疾病一级预防和二级预防都有了成套的办法，当然这些办法还不够完美，还需要不断更新。我在这里先提一下这些要害问题，希望你读到相关章节时不仅能够知其然，更能够知其所以然。

第三节 斑块内出血，造成斑块迅速增大

有时候，斑块内的小血管和毛细血管受到炎症损伤，可以发生斑块内出血。斑块内出血如果没有导致纤维帽破裂，可使斑块的体积迅速增大，造成病变血管狭窄程度突然增大，它所灌注的组织器官供血障碍，引起相应的临床症状。

第四节 斑块上脱落的碎片造成远端血管栓塞

不稳定的粥样斑块是脆弱的，有时候可能发生碎片从斑块上脱落。碎片随血流前行，堵塞远端较小的动脉血管造成栓塞症，这是很容易理解的。已经有临床病例证实，来自颈动脉粥样斑块脱落的碎片到达脑部，堵塞脑血管导致脑栓塞。

现在临床上很盛行侵入性检查和治疗手段，通过穿刺，用导管方法把诊断或者治疗器械送达病变部位，进行探测或者治疗操作。这些操作对斑块的机械干扰，有可能造成斑块损伤、破裂或碎片脱落。

此外，斑块破裂或溃烂所诱发的血栓除了在原位造成血管堵塞之外，也有可能发生部分脱落而成为栓子。栓子随血流到达远端，造成远端小动脉栓塞，出现相应的临床症状。在急性冠脉综合征患者，这种病变可表现为心绞痛反复发作，或缓解以后再次加剧，心电图表现也有可能出现戏剧

性的变化。

第五节 斑块钙化，造成血管壁变硬、变脆，失去弹性

动脉粥样硬化斑块可以发生钙化，这种病变使动脉血管壁变硬、变脆，失去弹性，对血流和血压的调节能力减弱。斑块钙化还会给血管介入治疗带来麻烦。由于钙化的斑块又硬又脆，当医生试图把导管送到狭窄的部位时，可能发生进入困难、退出困难，甚至造成血管破裂。因此，在决定进行血管介入治疗之前，必须进行充分的检查和论证。

第六节 斑块破坏了血管的结构，造成动脉瘤

动脉瘤通常发生在主动脉，又称夹层动脉瘤，是一种致命的动脉血管疾病。动脉粥样硬化是动脉瘤的主要病因。动脉血管壁在粥样斑块的长期压迫下，中膜逐渐萎缩、退化，发生血管壁中层撕裂，形成夹层。动脉血管内的血液从内膜面的破孔流进夹层中，由于外膜尚且完好，于是形成膨大的动脉瘤。夹层中的血液越积越多，压力很高，血管外膜终将阻挡不住，一旦发生破裂，便酿成大祸。因此，动脉瘤是隐藏在体内的一颗定时炸弹。

第七节　斑块危险性取决于斑块"稳定"还是"不稳定"

通过上面的论述我们已经了解，动脉粥样硬化可以造成多种多样的后果，从而引起多种多样的临床表现。我们可以把这些临床表现分为两类，一类是缓慢的，另一类是紧急的。斑块逐渐增大造成管腔狭窄引发"劳力性心绞痛"，一般起病缓慢，反复发作，可以用药物控制症状，很少直接威胁患者生命。但是由斑块破裂出血和血栓形成所引发的急性冠脉综合征、脑梗死则起病急，病情危重，而且事先难以预测，常常直接威胁患者生命。有的患者过去没有任何症状，也从来没有诊断过冠心病或者脑血管病，却突然发生了心肌梗死或者脑梗死；有的患者在没有任何先兆的情况下突然死亡，经过尸检证实为急性心肌梗死所导致的"心源性猝死"。我们把这类突然发生的心血管病症叫作"急性心脑血管事件"。

可见，让我们防不胜防、难以对付的是急性血管事件。

那么粥样斑块与急性心脑血管事件有什么关系，是不是斑块的体积越大，就越容易引发急性心脑血管事件呢？回答是否定的。临床研究证明，心肌梗死的发生部位与冠状动脉狭窄程度并不相关。换句话说，狭窄程度较重的那些部位不见得就容易发生急性心脑血管事件，而发生急性心脑血管事件的"犯罪血管"往往狭窄程度较轻。这是为什么呢？

原来呀，动脉粥样硬化病变的危险性有多大，主要取决于斑块是否容易破裂、溃烂、出血，也就是说斑块"稳定"还是"不稳定"。你可以把稳定斑块想象成死火山，把不稳定斑块想象成活火山。

稳定的斑块,其特点是纤维帽较厚、坏死核心较小。这样的斑块炎症反应不活跃,表面覆盖的内皮细胞完整。稳定斑块的纤维帽具有自我维护能力,构成纤维帽的平滑肌细胞能够合成胶原蛋白,不断地对纤维帽进行修复。尽管这种具有厚纤维帽的斑块可以造成管腔狭窄,但破裂出血的可能性较小,不容易诱发急性血管事件。

不稳定斑块则与此相反,其特点是纤维帽较薄、较脆,坏死核心大,富含氧化低密度脂蛋白胆固醇。这样的斑块中含有大量的炎症细胞,如巨噬细胞、T淋巴细胞等。因此我们可以说,不稳定斑块是处于炎症活跃状态的斑块,就像活火山一样,岩浆在薄薄的地壳下涌动,随时可能喷发(图4-1)。

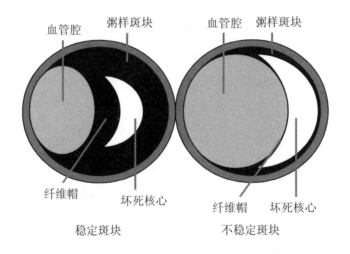

图4-1 稳定斑块和不稳定斑块的对比示意图

与稳定斑块不同,不稳定斑块非但不能自我维护纤维帽,反而不断地通过炎症反应侵蚀和削弱纤维帽。斑块内部剧烈的炎症反应就像涌动的岩浆,不断冲击和破坏本已十分薄弱的纤维帽。一旦纤维帽发生破裂,急性血管事件就是必然的后果。

假如某君患了动脉粥样硬化，请一定找医生评估一下，你体内的粥样硬化斑块是"死火山"还是"活火山"？有什么办法使活火山稳定下来，变成死火山？这是后话，暂且按下不表。这里有"满江红"一首，借喻动脉粥样硬化与急性血管事件的关系。

满江红·叹动脉硬化

悄无声息，血管内生出病斑。

灰惨惨，形似稀粥，势如火山。

外遮华丽纤维帽，内藏邪恶坏死心。

专窥测作案时机到，

起祸端。

渐演变，历经年，

衣帽溃，匕首现。

诱血栓形成，堵塞血管。

心肌梗死危生命，中风失语半身瘫。

君须知病魔本可防，

趁少年。

第五章

是谁损害了你的血管？

第一节　心血管疾病危险因素的发现

　　说到这里，读者可能又产生了疑问：关于动脉硬化怎样发生、怎样引发心脑血管疾病，你说了这么多，可我还是看不见摸不着。

　　这个疑问很实在。作为积极参与心脑血管疾病防治的大众，我们更想知道怎样保护我们的血管，怎样使动脉粥样硬化不容易发生，怎样使已经发生的病变稳定下来，不要诱发急性血管事件。请不要着急，我们现在就把话题转到这上面来。

　　观察一个事物，既要从近处看，也要从远处看；既要深入到事物内部去看，也要跳到事物的外部去看。

　　通过以上的论述，我们已经深入到血管内去观察了动脉粥样硬化的发生、发展，探讨了动脉粥样硬化怎样引发心脑血管疾病。可是人们更关注的问题是：为什么有些人容易发生动脉粥样硬化，而另一些人不容易发生？为什么有些人患严重的心脑血管疾病，甚至危及生命，而另一些人即便得了同一类疾病，病情却很轻？现在我们从整体上来探讨一下为什么会发生动脉粥样硬化，是谁损害了我们的血管。

很遗憾，到目前为止，对于为什么会发生动脉粥样硬化这个问题，还没有确切的答案。也就是说，动脉粥样硬化的病因不明。

其实我们在引言中已经讨论过，慢性非感染性疾病（包括心脑血管病）之所以流行，之所以难控制，是因为它并非单一因素致病，而是多因素致病，是由遗传因素和环境因素共同作用所导致的疾病。

过去的 100 年，现代医学在对付感染性疾病的斗争中取得了骄人的成绩，但是也诱导人们产生了一种错觉，好像医学可以解决人类健康的全部问题，其实大谬不然。错就错在医学把病人看作单纯的生物体，企图用生物学方法去解决所有的健康问题，这就是"生物医学模式"。实际上，人不仅是生物，而且是有思想的生物，每个人是作为社会的一员存在的。造成慢性非感染性疾病流行的原因，不仅有生物学因素，也有社会因素、心理因素、环境因素。于是，医学界的有识之士呼吁转变医学模式，现行的"生物医学模式"必须向"生物—心理—社会—环境医学模式"转变，这是十分正确的。现代医学不可以那样骄傲，不可以居高临下，不可以把病人看作单纯的生物体。防病治病不是医务人员单方面的责任，而必须有病人的参与，大众的参与。

第二次世界大战以后，心脑血管疾病首先在西方发达国家，特别是美国流行起来。由于认识到这类疾病的流行可能是多因素的，于是研究人员就走出医院、走出实验室，到社会上、到人群中去搞流行病学调查。在这方面做得最早、持续时间最长、最有说服力的研究，要算弗雷明汉心脏研究（Framingham Heart Study）。这项研究在美国马萨诸塞州弗雷明汉实施，于 1948 年启动，以该地区的全部居民作为研究对象，已经持续进行了 70 年。研究者对这个人群进行不间断的跟踪随访，随访结果定期公布。目前已经跟踪随访到第三代人群，发表了 1 000 多篇论文。弗雷明汉一代又一代的居民自觉参与这项研究，即便是已经离开这里的那些居民及其子孙，也会自愿地每年从世界各地飞回弗雷明汉接受随访。弗雷明汉研究这种执着、耐心、严谨的精神，奠定了它的科学性和权威性。

包括我国在内，全世界各国也开展了很多这样的流行病学研究。

这种流行病学研究的目的，就是为了确定哪些因素与心脑血管疾病相关、相关的程度如何。怎样研究呢？我这里举一个简单的例子。比如你想确定吸烟这个因素与心脑血管疾病的发生有没有关系，你可以在某个地区选择一个年龄段（例如30~40 岁）的群体，注意，必须把这个年龄段所有的个体都纳入研究对象，不能随意挑选。假设这个群体总共有 2 万人，先对这些人进行基线调查。在整理基线资料时，把吸烟的人分在观察组，把不吸烟的人分在对照组。接着就进行长期的跟踪随访，定期复查、登记。跟踪随访到预定期限（比如 20 年）进行总结，统计分析两组人群心脑血管疾病的发病情况。如果两组人群中发生心脑血管疾病的人数没有显著差别，那么你可以认为吸烟与心脑血管疾病的发生无关；相反，如果吸烟的这一组人群中发生心脑血管疾病的人数大大超过对照组，而且有统计学意义，那么你可以认为吸烟可能是心脑血管疾病的发病因素之一。

当然，实际的研究可不像我上面说的那样简单。首先，这两组人群必须要有可比性，包括年龄、性别、种族、基础疾病、吸烟之外的其他因素等，两组是相同的，这样你才能认为 20 年后两组之间心脑血管疾病的差别与吸烟有关；其次，你所观察的人群是动态的，有的个体在中途改变了生活习惯，你该怎么办？有的个体在随访期间发生了意外，你又该怎么办？对这些变化都必须遵循流行病学研究的原则进行慎重处理；再者，最为复杂的问题是多种致病因素相互作用，使得单因素研究往往行不通。实际的研究过程常常同时纳入多种因素，统计分析时采用多元分析方法，这样，通过一项大规模的研究能揭示多个致病因素。

流行病学研究不但耗费人力财力，而且研究周期很长。为了完成一项研究课题，往往需要研究者倾毕生之力。

大量的流行病学研究逐步揭示了一系列与心脑血管疾病有关的因素，并且把这些发病因素统称为"心血管病危险因素"，在今后的叙述中，我们就简称为危险因素。正是这些危险因素损害了我们的血管，让我们发生动脉粥样硬化、发生心脑血管疾病。

如果你是一位严谨的科技工作者，你可能会认为这种说法不够科学，至少是不够完美。因为在自然科学中，因果关系应该是清晰的、能够用数学公式表达的。提出那么多"危险因素"，而且这些危险因素与心脑血管疾病之间的关系并不能用数学公式精确表达，能算得上是因果关系吗？

这个意见非常正确，但是现在的认识仅仅达到这个水平，还远远没有揭示出心脑血管疾病的确切病因，还不能给出确切的因果关系。我们只能说，包括心脑血管疾病在内的这些慢性病不是单因素致病，不像传染病那样，一个因素引起一种病，而是多种因素共同致病。

心脑血管疾病的防治，人类还有很长的路要走。几十年的流行病学研究证明，在人群中控制危险因素，能够显著减少心脑血管疾病的发生。因此我们只能在现有认识水平的基础上，致力于控制危险因素。我们总不能等到彻底搞清楚了病因，才去着手对付心脑血管疾病吧？

现在让我们来了解一下危险因素有哪些。

第二节　心血管疾病危险因素的分类

危险因素可以分为三类：不可控制的、可控制的、新发现的。

一、不可控制的危险因素

不可控制的危险因素主要有三个：

1. 年龄增长

男性 40 岁以后、女性绝经以后，患动脉粥样硬化性心脑血管疾病的危险随着年龄增长而逐渐增大。

2. 男性

60 岁之前，男性患动脉粥样硬化性心脑血管疾病的危险比女性更大，60 岁之后这种性别差异就不存在了。

3. 早发冠心病家族史

家族成员中，男性 55 岁之前、女性 65 岁之前确诊冠心病，就判定为有早发冠心病家族史。

上述三个危险因素不以人的意志为转移，是不可改变的，你可以不去管它。但是医生在针对个体进行危险因素评估，或者进行疾病的鉴别诊断时，要把这些因素考虑进去。

二、可控制的危险因素

可控制的危险因素主要有以下 9 个：①血脂异常；②高血压；③糖尿

病；④吸烟；⑤超重、肥胖、腰围增大；⑥紧张（心理压力）；⑦膳食不合理；⑧缺乏体力活动；⑨过度饮酒。

三、新发现的危险因素

新发现的危险因素层出不穷，其中比较重要、证据较多的有以下4个：①高半胱氨酸血症；②脂蛋白（a）[Lp(a)] 增高；③ C− 反应蛋白（CRP）增高；④某些感染因素（如疱疹病毒感染、肺炎衣原体感染）。

这么多危险因素与动脉粥样硬化性心脑血管疾病有关，令人眼花缭乱，那不是防不胜防吗？请你先不要急。对于危险因素，我们还必须更深入地了解。只有深入了解它们的来龙去脉、它们与动脉粥样硬化性心脑血管疾病的联系，以及它们的相互关系，我们才能找到办法去控制它。

第六章

危险因素解读

　　流行病学研究提出了许多危险因素。其实，不同的危险因素常常相互作用，有的甚至互为因果。例如超重和肥胖、膳食不合理、缺乏体力活动，三者之间显然有密切联系，为什么还要分别作为一个危险因素呢？为了回答这个问题，这里要提出一个名词，叫作"独立危险因素"。

　　研究中，如果把其他所有的因素都设立在同一个水平上，只允许一个因素变化，那么就可以观察到这个因素是否有独立的作用。通过严密的实验设计把相关的因素固定下来，可以单独观察某一个因素的影响；通过多元回归分析，也可以别除那些连带因素，把单独起作用的因素筛选出来。这样筛选出来的因素，就是独立危险因素。比如我们说吸烟是心脑血管疾病的独立危险因素，意思是：对两组群体进行比较，在其他所有因素都相同的前提下，吸烟群体患心脑血管疾病的危险比不吸烟群体大。

下面将要介绍的这些危险因素都是独立危险因素。现在请允许我逐一解读。

第一节　遗传、年龄、性别——不可改变的危险因素

一、年龄增长

总的趋势是年龄越大患心脑血管疾病的风险越高。原因是什么？这当中有两个不同的概念，一是"衰老"或者叫作老化，二是"病理改变"。

关于衰老，几千年来人类一直在关注这个难题，"抗衰老"的探索从来没有停止过。可是直到今天，我们对衰老的机理还是不甚了了。衰老到底是疾病还是自然规律？迄今仍然争论不休。

生理学有一个定论，说是动脉血管壁的"僵硬度"随着年龄的增长而增高。老年人不管有没有高血压，脉压都要增大，原因就是动脉变硬了。为什么血管随着年龄增长而变硬？衰老和病变两个因素都在起作用。在有的人身上衰老起的作用较大，而在另一些人身上则病变起的作用较大。同样是 50 岁的人，有的血管状况很好，而有的却发生了明显的动脉粥样硬化；同样是 70 岁的人，他们的血管"僵硬度"也不尽相同。

弗雷明汉研究提出"血管年龄"的概念，用来比较个体之间心血管疾病危险程度的不同。血管年龄越大则危险程度越高。比如一个 50 岁的人，他的血管年龄可能是 70 岁；相反，一个 70 岁的人，他的血管年龄可能只有 50 岁。因此，年龄增长不可怕，重要的是让你的血管年龄变得

年轻。怎样使血管年龄变年轻？请你继续往下读，读完了这本书也许能找到答案。

二、性别

也许上帝特别关照女性，让她们在绝经期到来之前有抵抗动脉粥样硬化的能力。流行病学研究证明，中年男性患动脉粥样硬化性心脑血管疾病的危险性比中年女性更大，"男性"本身就是一个危险因素。

长期临床观察的结果表明，妇女在停经前冠心病发病率比同龄男性低，但停经以后，女性的冠心病发病率很快就追上男性，而且心血管病成为老年妇女第一死亡原因。弗雷明汉研究对 2 873 名 55 岁以下女性随访 20 年，评估绝经与心脑血管病的相关性。结果表明，对于 40~55 岁的女性，未绝经者的心脑血管病发病率为 1.3‰，绝经者的心脑血管病发病率为 5.3‰；按年龄分组，相同年龄段绝经者与未绝经者比较，前者的心脑血管病发病率为后者的 2~6 倍，而且对绝经较年轻女性的影响更大。

这个观察结果提示，雌激素可能有抗动脉粥样硬化的作用，因为绝经以后，最大的变化就是雌激素水平降低。"雌激素保护血管"这个假设被医学界广泛接受。一些研究结果也支持这一假设，例如实验证明，生理水平的雌激素能降低"坏胆固醇"、升高"好胆固醇"、降低脂蛋白 (a)，并显示出潜在的抗氧化、抗血小板活性、增加内皮细胞分泌舒张因子等作用。上述作用均有利于抗动脉粥样硬化。

前些年，有不少停经后妇女接受雌激素替代治疗，在欧美国家尤其盛行。但是这个办法究竟是好是坏，长期没有定论。国际上先后完成了一些大型临床试验，目的是验证雌激素替代治疗是否能在绝经妇女中有效预防动脉粥样硬化。早期的试验结果令人失望，在试验的头一两年，并没有显示出雌激素替代治疗具有预防心脑血管疾病的作用，却发现替代治疗组子宫内膜癌和乳腺癌发病率显著增高。因此，雌激素替代治疗经历了一个由兴旺到沉默的过程。人们期待着新的前瞻性临床试验结果，这些试验的规模更大、设计更严密、观察时间更长，得出的结论更可靠。

随着一系列新的前瞻性临床试验完成，医学界对这个问题的看法逐渐趋于一致。2007 年，国际绝经学会发表了《关于绝经后激素治疗的最新建议》，明确指出绝经为冠状动脉疾病的危险因素，在围绝经期及时开始雌激素补充治疗对心脑血管病有一定的预防作用，同时可改善绝经相关症状、预防骨量丢失、提高总体生活质量。特别强调雌激素补充治疗要早期开始，这是因为刚进入绝经期的女性，其血管状态尚好，雌激素补充治疗能及时发挥作用；如果 60 岁以后才开始，这时候动脉粥样硬化病变已经形成，雌激素补充治疗发挥预防作用的余地就很小了。

关于雌激素补充治疗的利与弊，迄今为止仍处于继续研究和争议的过程中。目前主流的观点，一是要有针对性，即主要针对绝经相关症状应用；二是要早期应用，一般不用于 60 岁以上的妇女；三是要个体化，充分考虑个体生活质量需求及所存在的危险因素；四是严格掌握剂量和疗程。

在这里要特别提醒读者，如果你是一位正处于围绝经期的女性，正在考虑是否接受雌激素补充治疗，一定要去咨询妇科医师，进行认真的评估，为你制订个体化的治疗方案，并且在治疗期间要定期复诊。

三、早发冠心病家族史

有一个医学名词叫"易感性"。对于同一种疾病，有些人容易患病，而另一些人不容易患病，我们就认为那些容易患病的人具有易感性。易感性反映先天因素、遗传因素，与基因有关。

在心脑血管疾病的发病因素中，易感性究竟占多大比重？这个问题很难回答。在我国，心脑血管疾病患病率近 40 年大大增加，这个事实就引出一个问题来：同样是中华民族，人群的总体易感性并没有改变，为什么患病率会有这么大的变化？目前公认的原因是，近 40 年我们的社会条件、生活方式、环境因素发生了巨大变化，为那些对心脑血管疾病具有易感性的人们提供了充分的发病条件，于是心脑血管疾病就成了流行病。可见，有易感性并不可怕，你可以在后天做出努力，控制那些可变的危险因素。

能不能在你身上取一滴血化验一下就知道你有没有易感性？理论上是可以的。现在已经有提供易感基因检测的商业服务。在当前，易感基因检测的应用价值有限，但是发展前景可观。

了解早发冠心病家族史是一个简单可行的办法。在家族成员中（主要指一级亲属，即父母和兄弟姊妹），男性 55 岁之前、女性 65 岁之前确诊冠心病，就判定为有早发冠心病家族史，患心脑血管疾病的风险较大。

第二节　血脂异常、高血压、糖尿病

血脂异常、高血压、糖尿病既属于可控制的心脑血管疾病危险因素，同时又分别是独立的疾病。对于心脑血管疾病来说，它们是那么重要，有许多内容必须介绍，以至于在本书中不得不单独设立章节展开讨论。这里仅列出标题，表明它们在众多危险因素中所占的位置。

1. 血脂异常

在可控制的危险因素中，血脂异常被列在首位。大量证据均证明，循环脂质水平异常，特别是"坏胆固醇"（LDL）增高，与动脉粥样硬化的发生、发展及相关并发症有密切关系。在临床实践中，改善异常血脂水平的治疗措施能够限制动脉粥样硬化及其并发症的发生，延缓甚至逆转动脉粥样硬化的进展。详细内容参见第八章。

2. 高血压

血压升高促进动脉粥样硬化形成，增加心脑血管疾病的危险性，这已经是不争的事实。现行的高血压诊断标准规定，收缩压 ≥ 140 mmHg，或舒张压 ≥ 90 mmHg，或两者都超过上述界限，就诊断为高血压。那么是不是只有当血压超过这一界限才会增加心脑血管疾病危险呢？并非如此。高血压诊断的界限只是人为规定的。研究证明，血压升高与心脑血管疾病的相关性是连续的，并没有一个特定的界限。随着血压值逐步升高，心脑血管疾病危险持续增加。比如收缩压在 120~130 mmHg 范围的人群，其心脑血管疾病危险性比收缩压在 110~120 mmHg 范围的人群要大；收缩压在 160~180 mmHg 范围的人群，其心脑血管疾病危险性比血压在 140~160 mmHg 范围的人群要大，以此类推。因此，**如果你的血压经常"偏高"，即便医生没有给你诊断高血压，也应引起足够重视。**

血压升高通过多种途径促进动脉粥样硬化：①血压升高直接损伤血管内皮细胞，为"坏胆固醇"（LDL）侵入内膜下提供了条件；②血压升高、血流动力学负荷加重，可刺激巨噬细胞增加"清道夫受体"，从而更多地吞噬 LDL，促进泡沫细胞形成；③血压升高造成动脉中层张力增高，刺激平滑肌细胞产生更多的蛋白多糖，这些蛋白多糖与侵入内膜下的 LDL 结合，使 LDL 沉积下来，进一步发生氧化修饰；④血压升高，循环中的血管紧张素 II 增加，血管紧张素 II 不仅引起血管收缩，而且其本身就是一种炎症因子，可加重血管壁的炎症反应，促进动脉粥样硬化。

3. 糖尿病

糖尿病是心脑血管疾病的"等位病"，这里至少包括三层含义：第一，糖尿病患者发生心脑血管疾病的危险性比普通人高 3~5 倍；第二，在心脑血管疾病患者中，与不合并糖尿病者相比较，合并糖尿病者更容易发生心肌梗死、脑卒中、心源性猝死等急性血管事件，因而死亡率更高、预后更差；第三，2 型糖尿病通常是"代谢综合征"的组成部分，这些患者往往同时存在胰岛素抵抗、腹型肥胖、血压升高、血脂异常，上述异常均增加动脉粥样硬化的危险。

关于代谢综合征，本书将专门安排一章加以讨论。这里要特别强调，代谢综合征患者在发展为糖尿病之前，胰岛素抵抗、腹型肥胖、血压升高、血脂异常等危险因素已经存在很久了，也就是说，对心脑血管造成的危害早已发生。待到医生给他们做出糖尿病诊断之时，已经太晚了！这进一步提醒我们，控制糖尿病一定要从代谢综合征抓起、从糖尿病前期抓起，这就是治"未病之病"和"欲病之病"。

关于糖尿病和代谢综合征的详细内容参见第十章、第十一章。

第三节　吸　烟

大众对于吸烟与癌症和肺部疾病的关系知道得比较多，但是对于吸烟与动脉粥样硬化性心脑血管疾病的关系却知之甚少。**实际上，吸烟是最重要的心脑血管疾病危险因素之一**，而且其危险性与每天吸烟量和吸烟持续年限呈正比。研究显示，小量吸烟和被动吸烟同样增加心脑血管疾病危险。研究还揭示了一个有趣的现象：与普通香烟相比，低焦油和低尼古丁香烟并不能减少心肌梗死的发生。可见，动脉粥样硬化对于抽"高级烟"和抽普通烟是一视同仁的。

吸烟通过多种途径促进动脉粥样硬化、诱发急性血管事件。

首先，吸烟直接导致组织缺氧。对人群进行血液常规检查可以发现一种现象，吸烟者红细胞数量偏多、血红蛋白浓度偏高。为什么？因为吸烟者红细胞携带氧气的能力低下，机体不得不多制造一些红细胞和血红蛋白。吸烟造成肺泡中一氧化碳增多，一氧化碳与血红蛋白的亲和力很强，是氧气的 250 倍，能抢先占据血红蛋白上本该属于氧气的位置，必然导致血红蛋白运载氧气的能力下降，使组织缺氧。

吸烟的另一个直接作用是体内氧化物质增加。烟草燃烧所产生的多种有害物质通过肺和口腔、鼻咽部黏膜吸收入血，这些物质中有许多是强氧化剂。

组织缺氧和体内氧化剂增多可进一步导致以下后果：增强"坏胆固醇"的氧化修饰；降低血液循环中"好胆固醇"水平；造成血管内皮细胞

功能障碍；增加血小板聚集性和黏附能力；刺激白细胞产生黏附分子；体内炎症因子增多。<u>吸烟所造成的这些变化不仅促进动脉粥样硬化，而且具有促进斑块不稳定、促进血栓形成的作用。</u>

此外，尼古丁对交感神经系统的不良刺激，可直接导致血管收缩与舒张功能障碍，诱发急性血管事件。可能你在电视剧中看到过，某先生遇到点儿挫折，一支接一支地抽烟，然后就发生了急性心肌梗死，人们来救他的时候发现满地烟头。

幸好，吸烟的众多不良影响在戒烟以后会逐渐消除。无论吸烟的历史有多长，戒烟都会带来立竿见影的好处：呼吸道症状减轻、肺功能改善、心肌梗死的风险降低。研究证明，戒烟5年以后，总体心脑血管疾病危险程序降低到从来不吸烟者的水平；50岁之前戒烟者与继续吸烟者比较，其后15年观察期间死亡率降低一半。

烟草依赖是一种慢性成瘾性疾病。与其他成瘾性疾病一样，戒烟后一段时期内会出现注意力不集中、嗜睡等戒断症状，因此复吸率很高。有一项调查显示，仅靠毅力戒烟的成功率不足3%。因此，应该强调戒烟是一个治疗过程，需要包括药物在内的"三位一体"（药物、心理、行为）治疗。现在有些医院设立了戒烟门诊，烟草依赖患者应该到那里去寻求帮助。此外，烟草依赖患者还应该走出认识上的误区，巩固戒烟的决心。误区之一就是广泛流行的一种说法：吸烟有利于预防老年痴呆。这一说法起源于早期的少数回顾性研究，而近期的研究已经否定了早期的结论。大量的前瞻性研究和荟萃分析得出的结论恰恰相反，吸烟可使认知功能（判断力、记忆力等）下降并增加患老年痴呆的危险。

第四节　超重、肥胖、腰围增大

肥胖本身是一种疾病，同时也是心脑血管病、2 型糖尿病、癌症的危险因素。近 40 年间，我国超重和肥胖人口增长速度惊人，根据 2012 年调查，我国 ≥ 18 岁居民超重率 30.1%，肥胖率 11.9%。当前，肥胖与肥胖相关疾病已经成为危害人类健康的大敌。

肥胖的本质是体内脂肪过多。怎样衡量超重和肥胖呢？现在普遍采用两个指标，一个是体重指数，一个是腰围。

体重指数（BMI），计算公式：

BMI= 体重 ÷ 身高 ^{2}，单位 kg/m^2

体重的单位是千克，用 kg 表示；身高的单位是米，用 m 表示。例如，某先生体重 70 千克，身高 1.72 米，他的体重指数是：

BMI=70 ÷（1.72）^{2}=70 ÷ 2.96=24（kg/m^2）

我国目前通行的体重指数判断标准是：消瘦＜ 18.5；正常 18.5~23.9；超重 24~27.9；肥胖 ≥ 28。

单纯用体重指数来判定超重或肥胖有一定缺陷。一是不能表达脂肪的分布情况，二是对于那些肌肉发达的人可能误判，就是说他的体重指数偏高在很大程度上是由于肌肉的重量造成的。因此，现在主张用体重指数结合腰围对超重和肥胖做出综合判断。

正常情况下，人体含有一定比例的脂肪组织。正常的脂肪组织主要均匀地分布在皮下，它们具有重要的生理功能。可是在超重和肥胖者身体中会生长"异位脂肪"，就是说脂肪长在内脏、血管壁、肌肉组织等不应该生长脂肪的地方。研究显示，这种异位脂肪是最有害的，肥胖患者的许多病理生理改变都是由它们引起的。

现在我们找到了腰围这个简单的指标来判断异位脂肪的多少，这也是通过流行病学研究得来的。腰围增大又称为"腹型肥胖""向心性肥胖"，直接反映内脏脂肪增多。大量的研究证明，腰围增大者心脑血管疾病、2型糖尿病风险随之增大，两者密切相关。

那么腰围多大才算增大呢？为了回答这个问题还真是费了不少周折。研究发现，在一定范围内腰围增大与心脑血管疾病危险之间是连续相关的，就是说腰围增加一点，危险性也跟着增加一点。于是研究者就致力于去找一个切点，就是说当腰围达到这个切点时，心脑血管疾病危险就会增加得比较显著。目前专家们对这个切点达成一致意见，那就是男性90 cm、女性85 cm。这意味着对于我国成年人，腰围超过这个界限就是超标，就提示内脏脂肪过多。

我建议读者量一量自己的腰围，看看是否超标。注意测量的方法：被测量者取站立姿势，测量者先从其身体的两侧摸到肋弓下缘和髂骨上缘，取两者连线的中点为测量平面，用软尺进行测量。

说完了判定超重和肥胖的方法，接着说一说为什么会超重和肥胖。

脂肪组织是身体的重要组成部分，它一方面是能量储备库，另一方面也是内分泌器官。脂肪组织作为能量储备库，是在人类漫长进化过程中形成的。人类几百万年的进化历史，绝大部分时间都在为获取食物而斗争，经常饥一顿饱一顿。于是人体代谢就形成了一种功能，在食物充足时能够把多余的能量储存在脂肪细胞内；饥饿和运动时，脂肪被动员出来，分解为脂肪酸，脂肪酸的氧化代谢可以提供能量。遗传信息必须适应这种生存竞争，于是在长期进化过程中，一系列基因被优化保留，用于节约和储存能量。其中一些关键的基因被统称为"节俭基因"。

现代人类生活条件急剧变化，任何时候都可以想吃就吃，而且往往吃得过多，按理说节俭基因已经没用了。可是基因的形成和消除不是几十年、几百年可以实现的，而是需要若干万年的进化过程。现在你知道了吧，你体内的节俭基因还在发挥作用，如果你吃得多、消耗得少，天天"入超"，那么节俭基因就指挥你的代谢系统把多余的能量转化为脂肪，储存在脂肪细胞内。皮下脂肪中堆不下，就堆积到内脏、血管壁、肌肉组织中，形成大量的异位脂肪。于是造成超重、向心性肥胖、脂肪肝，再进一步造成肥胖相关性疾病。

可见，超重和肥胖的基本原因是吃得多、消耗得少，是人类生活方式的改变造成的。有趣的是，这种生活方式的改变是"社会进步"的产物。我国改革开放 40 年来，居民超重和肥胖率急剧上升，这一现象的背后是城乡居民热量摄入大大增加、饮食结构改变、体力活动严重不足。下面用一个示意图归纳一下，我们的能量摄取与能量消耗是怎样失去了平衡的（图 6-1）。

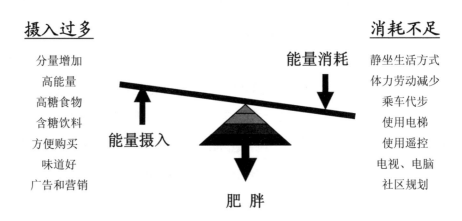

图6-1　"社会进步"为超重和肥胖的流行创造了条件

我们接着讨论一下超重和肥胖为什么会引发 2 型糖尿病、心脑血管疾病，甚至成为癌症的重要发病因素。这个问题说起来比较复杂，我不打算讲那么细。但是一些要点必须阐述一下，以便引起你的重视。有些内容在"糖尿病那些事儿"和"代谢综合征"章节中还要进一步讨论。

这些年肥胖和糖尿病很普遍，医学上流行两个名词："糖毒性"和"脂毒性"，用来说明血糖过高和脂肪过多的危害。

关于糖毒性咱们以后再讲，这里讲一下脂毒性的道理。

脂肪组织不仅仅是能量储备库，而且是重要的内分泌器官。脂肪细胞能分泌许多种激素和细胞因子，目前已经通过实验研究证实的就不下十余种，其中最著名的是"瘦素"和"脂联素"。这些脂肪激素和细胞因子的分泌是有规律的，当能量消耗增加、脂肪组织减少时，它们大多数分泌减少，唯独脂联素分泌增加；相反，当能量摄入增加、消耗减少、脂肪组织增多时，它们大多数分泌增加，唯独脂联素分泌减少（图6-2）。

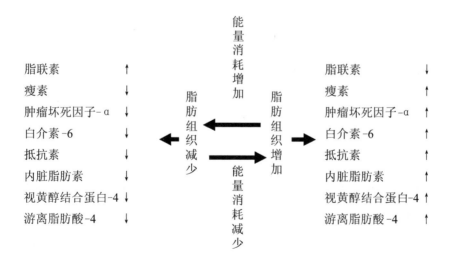

脂联素	↑				脂联素	↓
瘦素	↓				瘦素	↑
肿瘤坏死因子-α	↓				肿瘤坏死因子-α	↑
白介素-6	↓				白介素-6	↑
抵抗素	↓				抵抗素	↑
内脏脂肪素	↓				内脏脂肪素	↑
视黄醇结合蛋白-4	↓				视黄醇结合蛋白-4	↑
游离脂肪酸-4	↓				游离脂肪酸-4	↑

（中间：能量消耗增加 / 脂肪组织减少 ← →；脂肪组织增加 / 能量消耗减少）

图6-2 脂肪激素和脂肪细胞因子的分泌变化示意图

这些脂肪激素和脂肪细胞因子大多数不是好东西，对葡萄糖和脂肪代谢有负面影响。例如在肥胖时，脂肪组织过度分泌的肿瘤坏死因子-α、

白介素 -6、游离脂肪酸等，都能抑制胰岛素的敏感性、诱导炎症反应、促进糖尿病和心脑血管疾病的发生和发展。

　　"瘦素"和"脂联素"是目前研究较多的两个重要的脂肪激素。这两种脂肪激素的功能比较复杂，我们很难简单地用"好东西"或者"坏东西"来评价它们。

　　先说说瘦素。它参与糖、脂、能量代谢的调节，相当于机体的"能量感受器"。当能量摄入增多时，瘦素分泌增加，它能向相关的组织器官发出信号（这些组织器官的细胞上有瘦素受体），提示"能量已经足够啦！"于是减少摄食、增加能量消耗、抑制脂肪细胞合成。从这个意义上说，瘦素是个好东西。可是在肥胖时，瘦素的分泌会过分增加。过度分泌的瘦素能反馈性抑制瘦素受体，使相关组织器官的受体减少。这时候虽然瘦素很多，但是失去了号召力，这种情况叫作"瘦素抵抗"。发生瘦素抵抗时，瘦素就变成了坏东西，它不能正常地调节糖、脂、能量代谢，却能促进机体产生大量氧化自由基，损伤血管内皮细胞，损害心脏功能。研究证明肥胖和高脂肪饮食均可导致瘦素水平急剧上升，使瘦素从"好东西"变成"坏东西"。

　　再说说脂联素。在目前发现的所有脂肪激素中，脂联素是唯一有利于维持糖、脂和能量代谢的激素。它的有利作用主要表现在三个方面：抗糖尿病、调节血脂、抗动脉粥样硬化。 如此说来，脂联素还真是个好东西。但是很可惜，当能量摄入增加、脂肪组织过多时，脂联素的分泌反而减少。可见，假如你已经超重或肥胖，不要指望脂联素去替你调节，只能行动起来，纠正超重或肥胖，降低糖尿病和心脑血管疾病风险。

第五节　紧张（心理压力）

经常处于精神紧张状态，被认为是心脑血管疾病特别是冠心病的危险因素。20世纪50年代以后，对"A型行为特征"的研究为这一结论提供了依据。美国学者弗里德曼（Friedman）和罗森曼（Rosenman）等通过多年研究，最早提出具有A型行为特征的人群易患冠心病。

所谓A型行为特征，是指一种具有强烈竞争性及高度时间紧迫感的人格类型，主要包括以下表现：①过分的抱负和雄心；②过高或过多的工作要求；③情绪波动；④好斗；⑤过强的竞争性与好胜心；⑥经常保持时间紧迫感，言语和动作节奏快、匆忙；⑦变动不定的敌意；⑧习惯于紧张的工作，即便休息时也难以放松；⑨缺乏耐心；⑩经常同时进行多种思维和多种动作。

与A型行为特征相对应的是"B型"，后者在社会竞争中对自己的要求比较宽松；"M型"则介于两者之间。

1985年，我国"冠心病与A型行为类型协作组"制订了一个A型行为特征问卷，通过问卷，可以把研究对象的人格类型分为5级。如图6-3所示，将5种人格类型排列起来，由B到A，A型行为特征逐渐增强。

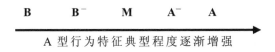

B　B⁻　M　A⁻　A

A型行为特征典型程度逐渐增强

图6-3　A型行为特征

　　1978 年，美国心肺血液病中心专家会议在总结一系列研究结果的基础上，正式提出 A 型行为特征是冠心病主要危险因素之一。

　　我国的相关研究结果也得出类似的结论，在这里列举国内学者何耀等于 1991 年发表的一个研究实例。这项研究纳入冠心病患者 139 例（均经过冠脉造影证实·）、非冠心病患者 200 例（均经过冠脉造影或平板运动试验排除冠心病），对两组进行病例对照研究。结果显示，A 型行为特征与 B 型行为特征比较，前者患冠心病的机会大大超过后者，在男性当中是 6.33 倍；在女性当中是 5.05 倍。进一步分析还显示 A 型行为特征越强烈，冠状动脉病变的程度越严重。

　　对抑郁症的相关研究显示，抑郁症也是冠心病危险因素之一，抑郁程度越重，冠心病风险越高。

　　不良情绪与心脑血管疾病的关系是双向的。一方面，紧张、抑郁、焦虑等不良情绪是心脑血管疾病的危险因素；另一方面，心脑血管疾病会增加患者的焦虑情绪或抑郁程度。研究发现，心脏病患者伴有焦虑者，其突发心脏病死亡的机会大大增加，为不伴有焦虑者的 4 倍。心肌梗死后伴有焦虑者生活质量明显下降，心肌缺血和心律失常发生率增加 5 倍，而且次年复发急性冠脉综合征的机会增加 2 倍。弗雷热·史密斯（Frasuer Smith）等对一组心肌梗死患者跟踪随访 6~18 个月，结果显示，伴有抑郁症的患者死亡率是不伴有抑郁症者的 4~6 倍。因此，对于心脑血管疾病患者，必须重视他们可能存在的心理障碍，在治疗躯体疾病的同时，及时识别和纠正病理性焦虑、病理性抑郁等异常情绪。

　　在我们的现实生活中，有关"名人猝死"的报道不胜枚举，其中大部分死于急性血管事件，尤其是心肌梗死。为这些英年早逝者痛惜之余，人们是否应该思考一下，在为事业成功而奋斗的过程中如何更好地调整自己的心态？至于那些因贪污腐败而早死的人，精神紧张、惶惶不可终日的感觉，可能只有他们自己在生前体会最深刻。

研究疾病的发病因素、预防、诊断和治疗，绝不能把人仅仅看作一个生物体。高级思维活动和高度的社会性，是人类区别于其他动物的显著特征，必须把心理因素摆在相应的位置上加以考虑。

第六节　膳食不合理、缺乏体力活动

人类膳食习惯随着生产力的发展而逐渐演变，但是在人类进化的历史长河中，绝大部分时间摄入能量不足，而体力活动却始终是生存的必需。这种生活方式造就了人类的代谢特性，"节俭基因"得以固化。大部分现代人类已经解决了能量不足的问题，但历史尚短，因此我们依然保留着原始人类的代谢特性。正如前文所提到的，当摄入能量有余而能量消耗减少时，我们的身体会把富余的能量以脂肪的形式储存起来。长期的"入超"造就了大量超重和肥胖人群，引发糖尿病、高血压、动脉粥样硬化、癌症等相关慢性疾病的流行。

> 膳食不合理仅仅是能量摄入过多吗？事实上并不那么简单。现代营养学指出，合理膳食应该是"合理营养，平衡膳食"。它应该包括以下三个方面的含义。

第一，从膳食中获得的营养素要与人体需要相平衡。人体需要的营养素，目前已经确认的有7大类、42种。7大类就是指碳水化合物、脂类、蛋白质、维生素、常量元素和微量元素、膳食纤维、水。其中碳水化合物、脂类、蛋白质三类物质与能量供给有关，故又称为三大供能营养素。42 种营养素必须由食物提供，不能缺乏任何一种。比如说构成蛋白质的基本成分氨基酸约有 20 种，其中有 9 种是人体不能合成的，称为必需氨基酸，只能从食物中获得；必须从食物中获取的基本营养素还有 2 种必需脂肪酸、14 种维生素、7 种常量元素、8 种微量元素、碳水化合物、水，以上加起来就是 42 种。食物中缺少某些营养素就可能得病，但摄入过多也不行。某种营养素摄入过多，会影响其他营养素的吸收利用，也有可能直接造成疾病。可见，关键词就是平衡。

第二，各类食物的搭配要平衡。有那么多种类的营养素要平衡，你也不必整天提心吊胆、手里拿着天平和计算器过日子。请你记住一条：没有哪一种天然食物能提供所有的营养素，但是多种食物合理搭配就能满足你的需要。中国营养学会根据我国居民的营养需要和膳食习惯，制定了中国居民膳食指南共 8 条，还制作了"中国居民平衡膳食宝塔图"。读者朋友如能坚持照此办理，膳食平衡的目标完全可以实现。

8 条膳食指南如下：①食物多样、谷类为主；②多吃蔬菜、水果和薯类；③常吃奶类、豆类或其制品；④经常吃适量鱼、禽、蛋、瘦肉，少吃肥肉和荤油；⑤食量与体力活动要平衡，保持适宜体重；⑥吃清淡少盐的膳食；⑦如饮酒，应限量；⑧吃清洁卫生、不变质的食物。

平衡膳食宝塔图更直观地反映了上述内容，现在许多公共饮食场所都张贴了这张图。

第三，能量摄入与能量消耗要平衡。能量摄入就是指碳水化合物、脂肪、蛋白质三大供能营养素的摄入量和比例。在成年人，能量消耗有三个途径：基础代谢、食物的生热效应、体力活动。在生长发育阶段的儿童和青少年，还多一个能量消耗途径，那就是生长发育的能量需求。能量消耗最大的变数是体力活动，如果吃得多、体力活动少，就会产生能量的"入超"，多余的能量便以脂肪的形式储存起来，导致超重、肥胖。相反，如果能量摄入低于能量消耗，便产生能量代谢的负平衡，造成体重减轻、消瘦、对疾病的抵抗力下降；在儿童和青少年则对生长发育造成不良影响。

让我们分析一下现代人的生活方式，距离上述三个平衡有多远？可以毫不夸张地说，我们大部分人的生活方式背离了"合理营养，平衡膳食"的原则，主要表现在以下几个方面。

首先，摄入多、消耗少是一种普遍现象。社会进步了，生产方式的转变让我们措手不及，机械化、自动化、信息化在越来越大的程度上取代了体力活动。你可以足不出户把业务搞定；你可以在写字楼里面对电脑一整天，下班后的动作仅仅是"两头乘电梯，中间开汽车"。有多少上班族正在成年累月地遵循这种"静坐生活方式"。

体力活动的目的不仅仅是增加能量消耗。每天进行规律的有氧耐力运动（步行、慢跑、骑自行车、游泳等）不但能减少体内脂肪蓄积，而且可以增进心肺功能，降低血压、血脂和血糖水平，增加胰岛素敏感性，改善糖脂代谢，调节内分泌系统和自主神经功能，提高骨密度。近年还有研究发现，合理运动可以减轻压力，使人产生愉悦感，缓解紧张、焦虑情绪，改善抑郁症状。可见，吃、动、想（心理）三者是相辅相成的。

民间有句谚语"若要身体安，常耐三分饥和寒"，近年抗衰老领域的研究证明，这句谚语还真有科学道理。研究发现，高等生物体内有一类基因，叫作 Sirtuin 基因，具有调节衰老的功能。如果 Sirtuin 基因的活性比较高，能有效减少衰老相关疾病的发生，延长健康寿命。Sirtuin 基因的表达及其活性受饮食摄入、环境温度、昼夜节律、氧化应激等众多因素的影响。过多的热量摄入能抑制 Sirtuin 基因的活性，而适当限制热量摄入则能激活 Sirtuin 基因，发挥抗衰老作用。由此可见，讲"养生"，首要的就是要抛弃"饱食终日"的生活习惯，适当限制热量摄入、增加热量消耗，充分调动体内抗衰老基因的活性。

第二，摄入脂肪的"量"太多、"质"太差。在经济水平落后的年代，脂肪是紧缺物资，"油汤油水"的生活曾经令人羡慕。近 40 年随着社会经济发展，国民日常饮食中脂肪所占比例逐步增大。2002 年全国营养与健康调查数据显示，1982~2002 年的 20 年间，脂肪提供能量所占的比例在城市居民从 25% 增加到 35.4%，在农村居民从 14.3% 增加到 27.7%。

高脂肪饮食不仅造成摄取热量过多、促进肥胖，而且引起低密度脂蛋白胆固醇（坏胆固醇）增高，促进动脉粥样硬化。

另一方面，我们吃进去的脂肪不仅量多，而且质差。脂肪的基本成分是脂肪酸，根据脂肪酸碳原子化学键的饱和程度，可以把脂肪酸分为饱和脂肪酸、多不饱和脂肪酸、单不饱和脂肪酸三类。每日膳食脂肪（包括烹调油和各种食物中所含的全部脂肪）中，三类脂肪酸必须均衡，即所谓"1：1：1"。但是，国人的膳食中含有太多的饱和脂肪酸，其来源主要是肥肉；而最有益于心脑血管健康的单不饱和脂肪酸，在国人的膳食中含量非常少。你可能听说过"地中海饮食"吧？这种饮食主要包含全谷物、低脂乳制品、蔬菜、水果、鱼、橄榄油等，含有丰富的单不饱和脂肪酸、谷固醇、各类维生素、微量元素等。研究证明，吃"地中海饮食"的居民，心脑血管疾病患病率很低，预期寿命长。随着经济条件的改善，国人不仅要关注膳食的量，更要关注膳食的质。

植物油就一定有利于健康吗？非也。十分有害的"反式脂肪"正是植物油氢化过程的产物，可是这种有害的食物正在悄悄地侵入我们的日常生活。由于反式脂肪能使食品的口感更香甜，还能增加食品的保质期，因此深受食品工业青睐。可是请你注意，凡是包装上注明"氢化植物油""精炼植物油""氢化棕榈油"的食品，都含有大量反式脂肪，你可不要被

"植物油"这几个字所蒙蔽哟！反式脂肪比饱和脂肪更有害，它促进动脉粥样硬化，诱发血栓形成，进一步增加腹型肥胖、糖尿病、心脑血管疾病的风险。

第三，谷物的主导地位受到动摇。"食物多样，谷物为主"是国人传统的饮食习惯，可是这种健康的饮食习惯正在改变。2002 年全国营养与健康调查数据显示，1982~2002 年的 20 年间，谷类提供能量所占比例在城市居民从 70% 减少到 47.4%，在农村居民从 80% 减少到 60.7%。

平衡膳食要求谷类提供能量所占比例在 60% 左右，我国城市居民的膳食结构已经偏离了这个标准，农村居民也正在向同样的方向发展。谷物（包括薯类和杂豆）吃得越来越少，肉类和脂肪吃得越来越多，距离平衡膳食的要求越来越远。在"中国居民平衡膳食宝塔图"中，谷物位于基础位置。谷物主要提供碳水化合物、蛋白质、B 族维生素及膳食纤维。谷物为主，搭配适量豆类和动物性食物，可起到蛋白质的互补作用。必须强调，谷类所含的维生素和矿物质，主要分布在谷粒外部的糊粉层（软皮）和胚芽里，因此提倡吃"全谷物"。可是我们却反其道而行之，粮食加工过度，损失了大部分 B 族维生素、蛋白质、钙、铁等宝贵的营养素。为什么提倡搭配粗粮和薯类？因为这些食物中含有丰富的膳食纤维和植物固醇，可以减少肠道内胆固醇的吸收，稀释肠道内尤其是结肠内的毒素，促进排便，维护肠道健康。

第四，蔬菜水果摄入不足。"平衡膳食宝塔图"要求我们每天吃蔬菜300~500 g、水果 200~400 g，你是否照此执行了？如果你没有照此执行，说明你对蔬菜水果在平衡膳食中的地位缺乏认识。

蔬菜水果主要提供膳食纤维、维生素和矿物质。蔬菜水果几乎是维生素 C 和胡萝卜素的唯一来源，也是叶酸的主要来源，还提供丰富的钙、磷、钾等常量元素和微量元素。各种营养素在不同的蔬菜和水果中含量有很大差异，如深绿色叶菜（西兰花、油菜、茴香等）中的胡萝卜素、B族维生素和钙含量高；辣椒、苦瓜中的维生素C含量高；各种新鲜水果都含有丰富的维生素C，而且水果中的柠檬酸、苹果酸对消化功能有益。因此，每天吃蔬菜水果不但要达到一定的量，还要多一些品种，才能满足身体对各种营养素的需求。

除了提供维生素和矿物质等营养素之外，蔬菜水果能保证足够的膳食纤维摄入，这一点与心脑血管疾病的关系最为密切。 研究显示，增加膳食纤维摄入可降低血清总胆固醇和低密度脂蛋白胆固醇、控制餐后血糖、降低餐后胰岛素水平、提高胰岛素敏感性。这些作用均有利于防止或延缓动脉粥样硬化，降低心脑血管疾病发病率。

与草食动物不同，膳食纤维在人的小肠中不能被消化吸收。既然如此，为什么膳食纤维还那么重要呢？这是因为膳食纤维对于维护正常的消化功能有不可替代的作用。膳食纤维的直接作用是增加食物的体积、缩短食糜在消化道停留的时间、促进结肠内的发酵作用、促进粪便排泄、减少有害物质的吸收。可能正是上述作用间接产生了预防肥胖、糖尿病、动脉粥样硬化、消化道癌症等慢性疾病的效果。

第五，高钠、低钾。高钠、低钾是国人饮食习惯的显著特点。据调查，我国成年人平均每日食盐摄入量为12 g，是世界卫生组织推荐量（每日5 g）的2.4倍。在北方部分地区，人均食盐摄入量更高。除食盐以外，国人在食物烹调中使用的各种调味品（黄酱、豆瓣酱、味精等）以及普遍食用的腌腊制品、咸菜等，含有大量钠盐，进一步增加了钠盐的摄入量。与此同时，钾盐的摄入不足，进一步增加了高钠的危害。高钾食物主要为蔬菜、水果、土豆、蘑菇等，国人对此类食物的摄入普遍不足已如上述。

高钠、低钾是高血压病的重要发病因素，并且与胰岛素抵抗、血管内皮细胞损伤、氧化应激增强等病理生理状态有关。**在心脑血管疾病的发生发展中，膳食高钠、低钾是一个重要的危险因素。**

我国高血压病患者中，60%以上为"盐敏感性高血压"。这类患者除具有高血压的临床表现外，还有以下特点：

1. 盐负荷后血压明显增高

"盐负荷"是一种试验方法，就是给受试者吃一定量的盐，观察血压变化。正常人在盐负荷后血压变化不明显，而盐敏感者血压显著增高。这类患者如果不限制盐的摄入，则降压药物的疗效很差。

2. 血压的昼夜变化减小或消失

正常人的血压在白天高一些，夜间低一些。如果每小时测量一次血压，把全天24个血压值连成曲线，那么这条曲线像一个勺子，白天是勺把，夜间是勺凹。这叫作血压昼夜变化的"勺形曲线"。盐敏感者则勺形曲线消失，夜间不出现血压低谷。如果摄入过多的盐，则夜间血压进一步升高，甚至超过白天的血压。

3. 更早出现靶器官损害

所谓"靶器官"是指最容易受到高血压损害的脏器，尤其是指心、肾、脑。高血压如不及时有效控制，迟早会损害靶器官。而盐敏感性高血压患者靶器官损害出现更早，表现为尿微量白蛋白增加、左心室肥厚、眼底动脉硬化等，发展为慢性肾功能不全、冠心病、脑卒中、慢性心功能不全的机会大大增加。

4. 血管舒张功能受损更明显

盐敏感者血管平滑肌细胞内钠离子超负荷，与此同时，内皮细胞功能受损，不能正常地发挥血管舒张作用，致使平滑肌细胞经常处于收缩状态。小动脉和微动脉管壁富含平滑肌，如果这些阻力血管经常处于收缩状态，势必引起血压升高，而且增加了降压治疗的难度。

5. 代谢综合征患者常常表现为盐敏感性高血压

代谢综合征与心脑血管疾病关系密切，本书专门设立一章加以讨论。

改变饮食习惯，纠正膳食高钠、低钾，是预防高血压、降低心脑血管疾病患病率的重要措施。在限盐的同时，要增加钾的摄入，这也是鼓励每天吃新鲜蔬菜水果的理由之一。

第七节　过度饮酒

饮酒与心脑血管疾病的关系，是一个争论不休的话题。但是，持续过度饮酒有害是占据主导地位的观点。研究发现，持续过度饮酒者比不饮酒者的高血压发病风险增加 40%；持续过度饮酒不利于高血压患者的降压治疗，更容易发展为顽固性高血压。

此外，过度饮酒还是急性血管事件的重要诱发因素。临床上经常见到饮酒后发生急性心肌梗死、脑卒中、心源性猝死的病例。至于过度饮酒造成酒精性肝炎、脂肪肝、酒精性肝硬化、酒精性心肌病等，临床上十分常见，对大众健康的危害非常严重。

在这里，我们有必要强调一下"持续过度饮酒"的界限：经常饮酒、每天饮酒量折合成乙醇超过 30 g，就是持续过度饮酒。这个界限不是凭空划定的，而是通过大量流行病学研究得出的结论。对于酒精敏感者、高血压患者、体重偏低者以及女性，限制饮酒的界限应进一步从严。美国有关机构建议上述人群每日饮酒量限制在一个乙醇单位之内。一个乙醇单位为 12 g 乙醇，相当于葡萄酒 100 ml，或啤酒 270 ml，或 40 度白酒 30 ml。

第八节　新发现的危险因素

目前已经发现的动脉粥样硬化独立危险因素达 300 余种。在新发现的危险因素中，研究较多的有：高半胱氨酸血症、脂蛋白（a）增高、C－反应蛋白增高、某些感染因素等。

一、高半胱氨酸血症

近年的研究发现，血液中同型半胱氨酸（Hcy）浓度增高是动脉粥样硬化和心脑血管疾病的独立危险因素。有研究资料提示，30%~40% 的心脑血管疾病是由半胱氨酸增多引起的。不过，对于高半胱氨酸血症引起心脑血管疾病的机理，以及高半胱氨酸血症在心脑血管疾病防治中的地位，还有待更多的研究加以明确。

半胱氨酸是由身体中的一种氨基酸——蛋氨酸转化而来的。蛋氨酸被吸收以后，在细胞中褪去一个甲基，就变成了半胱氨酸。在正常情况下，我们血液中的半胱氨酸不会太多，因为在半胱氨酸生成以后，体内的生物化学反应会把一个不同的甲基重新加到半胱氨酸分子上，使之转化为S-腺苷蛋氨酸（SAMe）。这个 S- 腺苷蛋氨酸是个好东西，它具有天然的抗衰老、抗抑郁作用，而且是肝脏保护剂。如果这种转化过程不能正常地进行，血液中的半胱氨酸就会增多，S- 腺苷蛋氨酸则相应地减少。

基础研究发现，血液中同型半胱氨酸增高可通过多种机制导致血管损伤，包括促进炎症反应、氧化应激、损伤内皮细胞、促进胆固醇氧化、促进血栓形成等，因此可能是促发心血管事件（脑卒中、心肌梗死）的重要因素。

流行病学研究还发现，高血压和高半胱氨酸血症在促进心血管事件发生中存在明显的协同作用。高血压合并高半胱氨酸血症患者的心血管事件发生率为单纯高血压患者的 3 倍，为正常人群的 12~25 倍。有学者将高血压合并高半胱氨酸血症的患者称为"H 型高血压"。H 型高血压患者有很高的脑卒中风险。

据调查，我国高血压人群的半胱氨酸平均水平大大高于正常人群。因此有学者认为，我国高血压人群的脑卒中发病率很高，可能与高半胱氨酸血症有关系。对流行病学研究资料的荟萃分析表明，血浆半胱氨酸水平升高 5 μmol/L，脑卒中风险增高 59%；血浆半胱氨酸水平降低 3 μmol/L 可减少脑卒中风险 24%。

造成蛋氨酸转化过程不正常、血液中半胱氨酸增高的原因有两个，一是蛋氨酸代谢基因缺陷，另一个是蛋氨酸代谢过程中所需的辅助因子（维生素类，尤其是叶酸）缺乏。我国人群膳食中叶酸和 B 族维生素普遍不足，目前认为这是造成我国人群脑卒中发病率高的重要原因。

研究表明，长期适量补充叶酸在总体上能降低心脑血管疾病风险，特别是能显著降低脑卒中风险。但是，补充叶酸所获得的益处在不同人群之间有很大差异：对于那些从日常膳食中能获取丰富叶酸的人群，进一步补充叶酸未显示益处；而对于日常膳食中缺乏叶酸的人群，则补充叶酸可获得显著的预防效果。我国人群应当是补充叶酸预防脑卒中获益最大的人群。我国学者于 2014 年完成的"中国卒中一级预防试验（CSPPT）"证实，针对成人高血压患者，在降压治疗的同时补充叶酸，观察 4.5 年，使首发脑卒中风险降低了 21%，心血管复合事件（心血管死亡、心肌梗死和脑卒中）降低了 20%。

二、脂蛋白（a）[LP(a)] 增高

目前认为，血清脂蛋白（a）检测值高于 200 mg/L 为警惕水平，高于 300 mg/L 则动脉粥样硬化性心脑血管疾病的危险性显著增加。

脂蛋白（a）是低密度脂蛋白的一种特殊形式，或者说是低密度脂蛋白的变种。这种脂蛋白颗粒上的主要载脂蛋白（apoB100）通过二硫键与另一种称为 apo(a) 的载脂蛋白相连接，成为一种特殊的脂蛋白。

为什么脂蛋白（a）增加心脑血管疾病危险？问题就在于脂蛋白（a）颗粒上 apo(a) 的化学结构与纤维蛋白溶解酶原相似。纤维蛋白溶解酶原是纤溶系统的重要因子。由于 apo(a) 的化学结构与纤维蛋白溶解酶原相似，便会与之竞争纤维蛋白上的结合位点，使纤维蛋白溶解酶原不能正常地发挥作用，不能及时溶解纤维蛋白凝块。在这种情况下，一旦发生动脉内凝血，就容易引起急性血管事件。

有没有什么办法可以降低血清脂蛋白（a）水平呢？很遗憾，血清脂蛋白（a）水平主要取决于遗传，饮食调节和加强锻炼对它的影响很小，目前也没有专门降低血清脂蛋白（a）水平的药物。此外，血清脂蛋白（a）水平与其他血脂成分（胆固醇、甘油三酯、$apoA_1$、apoB 等）不相关。换句话说，一个血脂异常的人，不一定同时有血清脂蛋白（a）水平增高；反之，一个血清脂蛋白（a）水平增高的人，也不一定同时有血脂异常。

总之，脂蛋白（a）作为一个独立的心脑血管疾病危险因素，还有许多问题没有研究清楚。

三、C - 反应蛋白（CRP）增高

当局部或者全身发生感染、创伤、组织坏死以及其他炎症反应时，炎

症因子到达肝脏,促使肝脏生成一些特殊的蛋白质,在病理生理学上叫作"急性期反应物"。这些急性期反应物被释放入血,可以通过生物化学方法检测出来,称之为"炎性标记物"。C—反应蛋白就是一种重要的炎性标记物。

C—反应蛋白增高提示机体存在炎症,这很容易理解。例如在细菌感染、严重创伤、大手术、心肌梗死等情况下,C—反应蛋白可以成百倍的增高。

近年来,研究者应用高敏感度的检测方法,对并不存在炎症反应的"健康人群"进行C—反应蛋白检测。结果发现,在"健康人群"中,有些人的C—反应蛋白水平高,而另一些人的C—反应蛋白水平低。流行病学研究证明,C—反应蛋白水平高的人群发生急性血管事件的危险性大大增加。因此学者们提出,在心脑血管疾病预防工作中,C—反应蛋白可作为筛查高危人群的工具之一。

动脉粥样硬化发生发展的每一个阶段都涉及炎症,也不断地释放炎症因子。这些炎症因子到达肝脏,促使肝脏产生炎性标记物,包括C—反应蛋白。因此,如果某位先生血液中的C—反应蛋白增高,又找不到感染、创伤等明确的原因,就应该考虑他的动脉血管是否正在发生动脉粥样硬化,或者动脉粥样硬化斑块处于不稳定的危险状态。

C—反应蛋白增高不仅仅是危险性的标志物,作为一种炎症介质,它本身也可能参与了动脉粥样硬化的形成和发展。

四、某些感染因素

有学者在动脉粥样硬化病变组织中发现了病原体,其中主要的有疱疹病毒和肺炎衣原体。这些研究结果报道以后,引起学术界的广泛关注。人们有理由提出这样的假设：某些感染因素可能在动脉粥样硬化形成中发挥作用。

从理论上讲，感染因素引起血管内皮损伤和炎症反应，当然有可能成为启动或加重动脉粥样硬化的途径。一些实验研究也为这种假设提供了间接证据。例如研究证明，肺炎衣原体产生一种热休克蛋白60（HSP-60），HSP-60能激活巨噬细胞并刺激"基质金属蛋白酶"的生成。基质金属蛋白酶可损害粥样斑块的纤维帽，从而破坏斑块的稳定性，诱发急性血管事件。

关于危险因素这个话题，我们分门别类地讲了这么多。为什么要用很大的篇幅来解读危险因素？因为动脉粥样硬化和心脑血管疾病没有单一的病因，而是多因素致病。迄今为止，没有任何一种药物或者一种方法可以使你免除动脉粥样硬化和心脑血管疾病的危险，无论阁下的地位有多高、本事有多大，或者多么富有；唯一有效的办法就是找出你身上存在哪些危险因素、进而祛除或者控制这些危险因素。为达此目的，你当然有必要详细地了解危险因素。

我们把危险因素分成三大类，建议你重点掌握"可控制的危险因素"。大量的流行病学研究和临床实践已经证明，通过改善生活方式和适当的药物治疗，积极识别和纠正这些"可控制的危险因素"，能够显著降低心脑血管疾病的发病率和死亡率。目前对这一观点的认识是统一的。

第七章

测算你的风险有多大

世界心脏联盟（WHF）主席沙亚·舍克（Shahryar A.Sheikh）教授劝导人们："开始关心并护理自己的心脏，永远不会太早，也不会太迟。"就是说，无论你处于青少年、中年或老年，都应该从今天开始着手关心自己的心脏和血管。

第一节　知晓自己的风险

关心自己的心脏和血管，首先必须知晓自己的风险。

通过心脑血管疾病危险评估，可以预测你未来患心脑血管疾病的危险性有多大。评估的依据就是我们在上一章所讨论的危险因素：你身上存在哪些危险因素，每个危险因素的强度有多大，以及各个危险因素之间的相互作用。

　　为了让你更加明白风险评估的意义，有必要说一下"危险因素的聚集现象"。一个人身上同时存在多种危险因素（2 个或 2 个以上），叫作危险因素聚集。对于一个人，心脑血管疾病的危险不仅取决于某个危险因素的强度，而且取决于合并存在的危险因素数目以及危险因素的相互作用。

　　比如说某先生 45 岁，体重指数 28，腰围 98 cm，每天吸烟 10~20 支，一年前确诊为高血压，今年体检发现总胆固醇增高，那么他的身上至少存在 4 个危险因素：高血压、高胆固醇血症、吸烟、肥胖。由于不同的危险因素相互之间有协同作用，评估这位先生未来患心脑血管疾病的总体危险有多大，并不仅仅是 4 个危险因素相加那么简单。随着危险因素数目的增多，未来患心脑血管疾病的总体危险成倍增加。为了减小这位先生未来患心脑血管疾病的危险，我们不能只着眼于控制某个危险因素，而要着眼于控制总体危险。那么怎样控制总体危险呢？

　　第一步，进行"总体危险评估"。就是针对个体，测算其未来发生心脑血管事件的可能性有多大。通过总体危险评估至少可以带来三个好处。对于个体来说，有助于知晓自己的风险，以便提高预防意识，自觉参与健康行动；对于健康管理者来说，有助于筛选目标人群，确定健康教育和早期干预的重点对象；对于医生来说，有助于制定个体化的危险因素控制方案。

　　第二步，对危险因素进行综合治理。通过总体危险评估，找出问题所在，接着就要制定个体化的危险因素控制方案。为什么要个体化？一个人身上存在多种危险因素，这些危险因素相互影响，你不能把它们孤立起来一个一个地处理，而要抓住主要矛盾，找到改善健康状况的切入点。抓住了主要矛盾，次要矛盾就会迎刃而解。

　　第三步，危险因素控制全面达标。这是降低心脑血管疾病发病率、复发率和死亡率的前提。大量的流行病学研究一再证明，心脑血管疾病是可防可控的。防控的手段就是在民众和医务工作者中大力推广"总体危险评估"，对存在多重危险因素的群体和个体进行综合治理，争取危险因素控制全面达标。

第二节　怎样进行总体危险评估

关于控制总体危险、实现全面达标的具体措施，本书将安排在各章节中分别阐述。这里首先介绍一下怎样进行"总体危险评估"。

国内外先后推出了多种预测风险的模型，或者叫作"风险预测工具"。例如美国 Framingham 评分系统，美国成人治疗组 Ⅲ 评分系统（ATP-Ⅲ），欧洲评分系统（SCORE），我国的"国人 ICVD10 年危险评估方案"等。

"国人 ICVD10 年危险评估方案"比较简单，可操作性好，只需要 6 项指标（年龄、收缩压、体重指数、总胆固醇、吸烟、糖尿病）就可以预测未来 10 年 ICVD 危险。在这里，"ICVD"是缺血性心血管疾病的英文缩写。评估结果以百分比表示。比如说评估结果为 40%，其含义是：未来 10 年发生缺血性心脑血管事件的可能性为 40%。风险评估有点像算命，只能告诉你一个概率，也就是可能性。百分比越高，ICVD 危险越大，越需要综合治理，通过综合治理去减小 ICVD 的概率。

应用这个评估方案，你可以用查表法为自己进行评估。评估的步骤如下。

第一步，根据个体 6 种危险因素的强度进行评分（见以下 6 个评分表）。

表 7-1　各种危险因素强度评分表

1. 年龄（岁）	得分（男性）	得分（女性）
35~39	0	0
40~44	1	1
45~49	2	2
50~54	3	3
55~59	4	4

60 岁以后每增加 5 岁，得分增加 1 分

2. 收缩压（mmHg）	得分（男性）	得分（女性）
< 120	− 2	− 2
120~129	0	0
130~139	1	1
140~159	2	2
160~179	5	3
≥ 180	8	4

3. 体重指数（BMI, kg/m²）	得分（男性）	得分（女性）
< 24	0	0
24~27.9	1	1
≥ 28	2	2

4. 总胆固醇（TC）	得分（男性）	得分（女性）
< 5.2 mmol/L	0	0
≥ 5.2 mmol/L	1	1

5. 吸烟	得分（男性）	得分（女性）
否	0	0
是	2	1

6. 糖尿病	得分（男性）	得分（女性）
否	0	0
是	1	2

第二步，将 6 种危险因素所得分数求和。

第三步，查表得出 ICVD10 年发病绝对危险（表 7-2）。

表 7-2　总评分与 ICVD10 年发病绝对危险对照表

男　性		女　性	
总分	10 年 ICVD 危险（%）	总分	10 年 ICVD 危险（%）
≤ - 1	0.3	- 2	0.1
0	0.5	- 1	0.2
1	0.6	0	0.2
2	0.8	1	0.3
3	1.1	2	0.5
4	1.5	3	0.8
5	2.1	4	1.2
6	2.9	5	1.8
7	3.9	6	2.8
8	5.4	7	4.4
9	7.3	8	6.8
10	9.7	9	10.3
11	12.8	10	15.6
12	16.8	11	23.0
13	21.7	12	32.7
14	27.7	≥ 13	≥ 43.1
15	35.3		
16	44.3		
≥ 17	≥ 52.6		

第四步，查表得出 ICVD10 年发病相对危险。

将评估的绝对危险与该个体所在年龄组的平均危险和最低危险比较，即得出 ICVD10 年发病相对危险。各年龄组的平均危险和最低危险参考标准见表 7-3。

表 7-3 各年龄组的平均危险和最低危险参考标准

年龄（岁）	男　性		女　性	
	平均危险（%）	最低危险（%）	平均危险（%）	最低危险（%）
35~39	1.0	0.3	0.3	0.1
40~44	1.4	0.4	0.4	0.1
45~49	1.9	0.5	0.6	0.2
50~54	2.6	0.7	0.9	0.3
55~59	3.6	1.0	1.4	0.5

通过评估，得到 ICVD10 年发病绝对危险百分比以后，请你一定要查表 7-3，与同年龄组的平均危险和最低危险比较一下，看看自己的相对危险是多少。例如，某先生 48 岁，他的 ICVD10 年发病绝对危险评估结果是 12.8%，与表 7-3 中 45~49 岁男性年龄组比较，他 ICVD10 年发病危险是同龄平均水平的 6.7 倍，是同龄理想水平的 25.6 倍，这就是他的相对危险。

绝对危险只是告诉你一个百分比，就是说，未来 10 年患冠心病及缺血性脑卒中的可能性是百分之多少，这容易使你掉以轻心。比如说你今年 38 岁，你的绝对危险是 5%，你可能会觉得："哈哈，危险性只有 5%，这没什么要紧。"但是与同年龄组比较一下，你的相对危险是平均水平的 5 倍、是理想水平的 16.7 倍，让你吓一跳。可见，绝对危险每增加 1% 都不得了，千万不要觉得没什么要紧。

应用查表法对自己进行风险评估，可以比较直观地了解心脑血管疾病危险的影响因素，加深对危险因素的理解。

读者可能还会产生一个疑问：在"危险因素解读"一章中讲了那么多危险因素，为什么我们只选用少数几个指标来评估风险？这个问题提得很好。风险评估的目的是预防。在广大人民群众中开展预防，必须考虑"可行性"，或者叫可操作性。如果选用一大堆指标，进行风险评估之前就得做一大堆检查，那就难以推广，缺乏可操作性。大量的流行病学研究和临床实践已经证明，血压水平、胆固醇水平、吸烟与否、是否糖尿病、是否超重或肥胖，这几个因素最重要。在导致冠心病、缺血性脑卒中的危险因素中，这些因素的"贡献"占 80% 以上。这些指标很容易收集，不需要花很多钱做一大堆检查；用这些指标评估 ICVD10 年发病危险，具有很好的精度；更为重要的是，这些指标都可以控制，你只要重视了，就有办法控制，就怕你不重视，觉得无所谓。

说到这里，希望读者能悟出一个道理：防治心脑血管疾病，武器就掌握在你自己的手里。这个武器就是重视并坚决纠正自身存在的危险因素。

开始行动吧，维护自己的心脏和血管，从我做起，从今天做起！

第八章

血脂异常，你是否还在举棋不定？

第一节　什么是血脂？

所谓血脂，是指血液中的脂类物质，包括甘油三酯和胆固醇。

血脂这个概念并不抽象，用肉眼可以观察到。抽取几毫升血液加入试管内，与抗凝剂混合后静置一段时间，可以观察到上层为乳白色，像牛奶一样，那就是血脂（图 8-1）。如果这一层"牛奶"很厚，说明提供血液标本的这个人有高血脂。

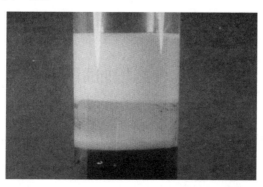

图 8-1　血液在试管中静置后可分离出血脂

我们都知道油不溶于水的道理,甘油三酯和胆固醇在血浆中不能直接溶解,因而不能呈游离状态存在于血液中,必须进行包装,成为可以溶解的颗粒,才能随着血液循环运输。

经过包装以后,脂类物质与蛋白质结合形成亲水性的巨分子颗粒,叫作"脂蛋白"。构成这些脂蛋白颗粒的主要成分,除了甘油三酯和胆固醇以外还有"载脂蛋白"。我们可以这样理解:脂蛋白颗粒好比运载甘油三酯和胆固醇的船队,而载脂蛋白则是这些颗粒上的导航仪,负责指引船队到达目的地,也就是到达特定的组织器官去进行代谢利用。

我们在"动脉粥样硬化是怎样发生的?"这一章曾经讲过,脂蛋白颗粒有各种不同的类型,每一种脂蛋白颗粒所装载的脂质成分(甘油三酯和胆固醇)的数量、比例不相同,而且构成脂蛋白颗粒的重要成分"载脂蛋白"也不相同。

根据脂蛋白颗粒的密度、所装载的脂质成分、所结合的载脂蛋白之不同,把脂蛋白颗粒分为5种类型:①乳糜微粒;②极低密度脂蛋白(VLDL);③低密度脂蛋白(LDL);④中密度脂蛋白(IDL);⑤高密度脂蛋白(HDL)。载脂蛋白又称 apo 蛋白,可分为 apoA,apoB,apoC,apoE 等。

因此,当我们检查"血脂"的时候,不只是检查甘油三酯和胆固醇,还要检查各种脂蛋白颗粒、各种载脂蛋白。

第二节　什么是血脂异常?

谈到血脂异常,读者朋友会有一些困惑:我们平常说惯了"高脂血症""高血脂",你为什么要使用"血脂异常"这个名词? 其实,各种脂蛋白颗粒及各种载脂蛋白的意义各不相同,有些指标不能太高,有些指标不能太低。例如，LDL-C 和 apoB 增高是危险因素，而 HDL-C 和 apoA$_1$ 降低也是危险因素。可见，使用"高脂血症"这个术语不够合理，而"血脂异常"这个术语更准确。

我们不能笼统地认为甘油三酯和胆固醇都是坏东西，其实它们都是有用的营养素。它们不断地随血液循环转移、代谢，发挥重要的生物学功能。例如甘油三酯从小肠和肝脏被转运到肌肉和脂肪组织，在这些组织中作为能量利用或储存；胆固醇被运送到全身组织器官用于合成细胞膜、运送到相应的内分泌器官合成类固醇激素、运送到肝脏形成胆酸。

然而，血液中的甘油三酯、胆固醇以及各种脂蛋白成分都必须维持在适当的水平。如果超出适当的水平，就可能成为有害的因素。因此，我们可以这样来定义血脂异常：血脂异常就是指血液中的脂质成分超出了合适的水平。

血液中的甘油三酯和胆固醇是从哪里来的？有两个来源，一个是外源性途径，即食物中的脂类物质被小肠吸收并包装成乳糜微粒，通过淋巴系统进入血液；另一个是内源性途径，即肝脏具有合成脂类物质的功能。例如，当我们摄入的能量过多、消耗过少时，肝脏可以把剩余的能量转化为甘油三酯，运送到脂肪组织储存起来。

血脂异常患者常常会感到困惑：不论我怎样限制高胆固醇食物，血浆胆固醇水平却依然很高，这是为什么？这是因为肝脏也能以其他营养物质为原料合成胆固醇。在某些病理状态下这种内源性合成可以很厉害，以至于不得不长期使用降胆固醇的药物。此外，外源性途径和内源性途径是相互联系的。比如，胆固醇和胆酸被肝脏分泌入胆汁，排进小肠，其中的胆固醇大部分被重新吸收，这叫作胆固醇的"肝肠循环"。

由此可见，要想降低血液中的甘油三酯和胆固醇水平，必须从三条途径上采取综合措施：减少外源性摄入、抑制内源性合成、阻断肝肠循环。

在可控制的危险因素中，血脂异常被列在首位。大量的流行病学研究资料一致证明，胆固醇水平升高，特别是"坏胆固醇"（LDL-C）水平升高，与心脑血管疾病发生危险密切相关；而积极降低胆固醇能有效防治心脑血管疾病。

血脂异常可以分为多种类型，其中最重要的是胆固醇升高，重中之重是 LDL-C 升高。如果读者不想去理解和记忆那么多名词，那么请你记住胆固醇和低密度脂蛋白胆固醇，就算抓住了重点。

第三节 血脂异常的类型

医学上对血脂异常的分类比较复杂。

从病因学的角度，把血脂异常分为"继发性"和"原发性"两类。

某些全身性疾病如糖尿病、甲状腺功能减退症、肾病、肝胆系统疾病、胰腺炎、肥胖症等，常常伴随血脂异常，这种情况叫作继发性血脂异常。某些药物，如类固醇激素，也可以引起继发性血脂异常。此外，吸烟、过量饮酒等不良习惯也会造成血脂异常，在纠正不良习惯以后，血脂异常能随之得到纠正，因此也属于继发性血脂异常。

原发性血脂异常的病因是遗传因素和环境因素（膳食不合理、缺乏体力活动等）。在血脂异常患者中，原发性血脂异常占大多数。严重的原发性血脂异常往往是由遗传基因缺陷造成的，只有通过药物治疗才能奏效；而轻度原发性血脂异常则主要与膳食不合理（高热量、高饱和脂肪、高胆固醇饮食）和缺乏体力活动有关，通过改善生活方式能得到纠正。

医学教科书上通常采用 Fredrickson 提出的、经 WHO 修订的分类方法。根据血浆脂蛋白异常程度，把血脂异常分为 5 型。

从普及和实用的意义上，常采用简化分类方法，把血脂异常分为三类，比较方便。

1. 高甘油三酯血症

以甘油三酯增高为主，常伴有 HDL-C 和 apoA$_1$ 降低。

2. 高胆固醇血症

以总胆固醇、LDL-C、apoB 增高为主。

3. 混合型血脂异常

甘油三酯、总胆固醇都明显增高。

第四节　看懂你的化验单
——什么是血脂的"正常"范围

从临床应用的角度，评价血脂水平最常用的指标有 4 个，俗称血脂 4 项，它们是：

总胆固醇（TC）；

甘油三酯（TG）；

高密度脂蛋白胆固醇（HDL-C）；

低密度脂蛋白胆固醇（LDL-C）。

随着对血脂异常研究的深入，载脂蛋白 A$_1$（apoA$_1$）、载脂蛋白 B（apoB）、脂蛋白 (a)[Lp(a)] 等指标也受到重视。

对于需要评估心血管危险和给予调血脂治疗的个体，应该常规监测血脂 4 项；有条件时，可增加 apoA$_1$、apoB、Lp(a) 等指标。

血脂检验报告单上一般都要对每一项指标给出一个上下限参考值，或者叫作期望值、临界范围。例如，TC 的参考值为 3.11~5.18 mmol/L，如果你的检测结果在这个范围之内就认为正常，否则就认为偏高或偏低。这个参考值不是凭空规定的，而是通过大量试验研究总结出来的，它反映了健康人群的基本状况，还要把允许的检验误差考虑进去。

根据《中国成人血脂异常防治指南》，我国成年人血脂参考范围如表 8-1。

表 8-1　血脂检验结果的参考范围

项目	法定单位	原用单位	单位换算
TC	3.11~5.18 mmol/L	120~200 mg/dl	mg/dl × 0.0259 → mmol/L
TG	0.56~1.70 mmol/L	50~150 mg/dl	mg/dl × 0.0133 → mmol/L
HDL-C	1.04~1.55 mmol/L	40~60 mg/dl	mg/dl × 0.0259 → mmol/L
LDL-C	2.07~3.37 mmol/L	80~130 mg/dl	mg/dl × 0.0259 → mmol/L
$apoA_1$	1.2~1.6 g/L	120~160 mg/dl	mg/dl × 0.01 → g/L
apoB	0.8~1.2 g/L	80~120 mg/dl	mg/dl × 0.01 → g/L
Lp(a)	0~300 mg/L	0~30 mg/dl	mg/dl × 10 → mg/L

目前我国大多数医疗单位的检验报告采用法定单位（mmol/L），但是在专业书刊上也常见采用旧单位（mg/dl）进行表述。遇到这种情况，你可以用表 8-1 中列出的系数换算一下。

根据我国人群流行病学研究和大规模临床试验结果，《中国成人血脂异常防治指南》还给出了血脂 4 项指标的分层切点（表 8-2）。

表 8-2　我国血脂 4 项的分层切点

项目	合适范围	边缘升高	升高	降低
TC	< 5.18 (200)	5.18~6.19 (200~239)	≥ 6.22 (240)	
LDL-C	< 3.37 (130)	3.37~4.12 (130~159)	≥ 4.14 (160)	
HDL-C	≥ 1.04 (40)		≥ 1.55 (60)	< 1.04 (40)
TG	< 1.70 (150)	1.70~2.25 (150~199)	≥ 2.26 (200)	

注：表中数据的单位为 mmol/L(mg/dl)。

分层切点的含义是：如果血脂检验结果达到或超过"切点"，那么未来 10 年患冠心病及缺血性脑卒中的危险将增加或大大增加。请读者注意，对于 TC、LDL-C 和 TG，表中只给出了边缘升高和升高的切点，意味着这些指标"偏低"没有重要临床意义；而对于 HDL-C，则降低的切点更为重要，因为大量研究结果证明 HDL-C 降低是促进动脉粥样硬化的危险因子。至于 HDL-C 升高究竟是好是坏，目前意见并不统一。在临床研究中，对研究对象实施升高 HDL-C 的措施得出了相互矛盾的结论。因此，对于 HDL-C，我们姑且重视其"降低"的切点，忽略其"升高"的切点。

第五节　什么情况需要治疗？怎样才算达标？

如果读者在体检后发现自己的血脂不正常，你会立即开始药物治疗还是犹豫不决呢？遇到这个问题，多数人会举棋不定。实际上，**该不该吃药不能只根据化验单上列出的参考范围来决定，而是要根据每个人的"危险等级"区别对待。此外，血脂检查结果包括好几项指标，作决定必须抓住重点，重点就是 LDL-C。**

《中国成人血脂异常防治指南》明确指出，调血脂治疗的首要目标是降低 LDL-C 水平。为什么呢？因为不管是实验室研究、流行病学研究，还是大规模临床试验结果，均支持 LDL-C 是动脉粥样硬化产生和发展的基本要素，这也正是 LDL-C 被称为"坏胆固醇"的原因。因此，建议你在审视自己的化验单时，重点盯住 LDL-C。

那么，LDL-C 升高到哪种程度必须下决心吃药呢？控制到什么程度才算达标呢？

根据《中国成人血脂异常防治指南》，不同危险等级人群开始药物治疗的 LDL-C 水平以及需要达到的目标值有很大的不同。通过心脑血管疾病总体危险评估，把血脂异常人群划分为 4 个危险等级：低危、中危、高危、很高危。每个等级人群 TC 和 LDL-C 的治疗目标如表 8-3 所示。

表 8-3　不同危险等级血脂异常患者 TC 和 LDL-C 的治疗目标

危险等级	治疗目标值 [mmol/L(mg/dl)]	
	TC	LDL-C
低危（10 年危险性 <5%）	< 6.22（240）	< 4.14（160）
中危（10 年危险性 5%~10%）	< 5.18（200）	< 3.37（130）
高危（冠心病或冠心病等危症 *，10 年危险性 10%~15%）	< 4.14（160）	< 2.59（100）
很高危（急性冠脉综合征，或冠心病合并糖尿病）	< 3.11（120）	< 2.07（80）

*：冠心病等危症指糖尿病、外周动脉粥样硬化性疾病等。

由此可见，如果你的血脂水平在化验单上列出的参考范围之内，并不说明万事大吉，还要看你属于哪一个危险等级。危险等级较低可以从宽，危险等级越高越要从严。假如读者正在为是否进行药物治疗而举棋不定，请你一定要首先对自己的危险等级进行评估，本书第七章已经为你详细介绍了评估方法。

举一个例子，比如说你检查的 LDL-C 为 4.0 mmol/L，通过评估，你的危险等级是低危。查表 8-1 和表 8-2，你的 LDL-C 水平属于边缘升高；查表 8-3，对于低危患者，要求把 LDL-C 控制在 < 4.14 mmol/L 的水平。结论：你是血脂异常患者，但不必立即启动药物治疗，应首先通过改善生活方式纠正血脂异常。假如你的危险等级属于中危，由于 LDL-C

水平超过了 3.37 mmol/L 的界限，就应该在改善生活方式的基础上同时启动药物治疗。读者可以参照上述方法对自己的检查结果进行评价，这样就不会举棋不定了。

第六节 改善生活方式是纠正血脂异常的基础

纠正血脂异常，一靠改善生活方式，二靠药物，改善生活方式是基础。部分血脂异常患者单纯通过改善生活方式就可以达到治疗目标；另一部分患者虽然必须吃药，但也要以改善生活方式为基础，否则就难以达标，或者难以巩固治疗成果。

大量研究已经证明，血脂异常与不合理生活方式密切相关，包括摄入高热量、高脂肪和高胆固醇饮食，肥胖，缺乏体力活动等。近 40 年来，随着不合理生活方式的流行，我国人群血脂水平不断攀升。据《中国心血管病报告（2017）》，我国 ≥ 18 岁人群血脂异常患病率高达40.4%。

国内外多项临床试验均表明，生活方式干预能显著改善血脂异常，同时显著降低心脑血管事件的发生率。近年来，国际上提出了"治疗性生活方式改变（TLC）"的概念，在血脂异常防治工作中加以推广。《中国成人血脂异常防治指南》也明确指出，TLC 是临床血脂异常的基础性治疗。TLC 的主要内容包括饮食干预（减少膳食脂肪特别是饱和脂肪和胆固醇，适当增加多不饱和脂肪的比例，增加蔬菜水果摄入）、运动锻炼、纠正超重或肥胖等，医生应针对个体的具体情况制订TLC 处方。

贯彻 TLC 需要提高两个认识水平，一是患者的认识水平，一是医生的认识水平，提高医生的认识水平是关键。《中国成人血脂异常防治指南》号召广大医务工作者首先提高自己的认识水平，具备制定及解释 TLC 治疗计划的能力，从而有效指导患者贯彻实施。《中国成人血脂异常防治指南》还对 TLC 的实施步骤提出了详细的建议。这些建议虽然是针对医生提出的，但是对患者也有实际意义，因此摘要叙述如下：

（1）首诊发现患者血脂异常，不但要评价血脂水平和危险等级，还要进行健康生活方式评价，了解其是否存在下列问题：①是否摄入过多升高 LDL-C 的食物；②是否肥胖或超重；③是否缺少体力活动；④是否符合代谢综合征。对所有患者立即启动有针对性的 TLC；对于已经达到药物治疗标准的患者，同时启动药物治疗。

（2）开始实施 TLC，主要强调减少饱和脂肪和胆固醇摄入，这对降低 LDL-C 可以发挥明显的作用；同时鼓励患者实施轻、中度体力活动，这有利于加强降低 LDL-C 的效果，并进一步降低总体心脑血管病风险。

（3）对尚未达到药物治疗标准的患者，先进行 2 个疗程的 TLC，每个疗程 6~8 周。第一个疗程完成后，监测血脂水平，若已达标或明显改善，应继续 TLC；反之，则在进一步强化 TLC 的基础上选用降低 LDL-C 的植物固醇，或增加膳食纤维摄入。第二个疗程完成后，再次监测血脂水平，若已达标或者接近达标，维持强化 TLC；若结果表明不能仅靠 TLC 达标，则应考虑加用药物治疗。

（4）对于合并代谢综合征的患者，在经过上述 2 个疗程的 TLC 后，应开始针对代谢综合征的强化 TLC，即在强化膳食治疗的基础上增加体力活动、实施减肥计划。

（5）达到满意疗效后，定期监测血脂水平及其他相关指标。第一年每 4~6 个月监测一次，以后每 6~12 个月监测一次。

（6）对首诊启动药物治疗或中途启动药物治疗的患者，TLC 依然是治疗的基础，必须贯彻始终。要根据个体特点和所用药物的性质确定随访周期。

第七节　他汀——胆固醇战争中的主力军

目前，供临床选用的调血脂药物主要有 6 类：他汀类、贝特类、烟酸类、胆酸螯合剂（树脂类）、胆固醇吸收抑制剂和天然药物制剂。随着对动脉粥样硬化研究的深入，越来越多的证据表明他汀类药物是防治动脉粥样硬化和相关心脑血管疾病的有力武器，在胆固醇战争中处于主力军的地位。

他汀类调血脂药物包括洛伐他汀、辛伐他汀、普伐他汀、氟伐他汀、阿托伐他汀、瑞舒伐他汀等。他汀类药物能抑制肝脏的 3- 羟基 -3- 甲基戊二酰辅酶 A 还原酶。这种还原酶是肝细胞合成胆固醇过程中的限速酶，抑制该还原酶能阻滞胆固醇的合成。人体内的胆固醇只有约 1/3 来源于饮食，大部分是肝脏合成的。他汀类药物能阻断内源性胆固醇合成，因此具有可靠的降低胆固醇，特别是降低 LDL-C 的作用。

显著降低坏胆固醇（LDL-C），当然有利于防治动脉粥样硬化、减少心脑血管事件的发生，这很容易理解。不仅如此，大量的临床研究还令人惊喜地发现，他汀类药物还具有许多降脂以外的作用，如抗炎、抗氧化、改善内皮细胞功能、防止冠状动脉痉挛等。这些作用有利于稳定粥样硬化斑块，进一步减少急性血管事件。

他汀类药物的临床应用，是近 30 多年来心脑血管疾病防治战线上最重要的进展之一。目前国内外心脑血管疾病防治指南都把他汀摆在重要位置，强调以他汀为基础的调血脂治疗是抗动脉粥样硬化的基石。心脑血管疾病的治疗需要他汀；心脑血管疾病的二级预防需要他汀；心脑血管疾病的一级预防也需要他汀。

20 世纪 70 年代，受弗莱明发现青霉素的启发，日本学者远藤（Endo）致力于从真菌中寻找抑制鼠肝脏胆固醇合成的物质。历经数年，通过研究 6 000 余种真菌，他成功分离出一种活性物质，称之为康白丁（compactin）。这是最早的他汀制剂，经过动物实验证明这种制剂能显著降低狗和猴的血浆胆固醇水平，他的实验结果于 1976 年发表。此后，远藤教授与临床医生合作进行了临床试验，证实了康白丁降低血浆胆固醇水平的显著疗效，试验结果于 1981 年在《新英格兰医学杂志》发表。这就是他汀类药物被发现的经过。

从那时起，药学、临床及预防医学领域对他汀类药物进行了广泛深入的研究，逐步确立了它在心脑血管疾病防治中的重要地位。他汀类药物的问世和应用是现代心脑血管疾病防治史上的里程碑，这是医学界的共识。

《中国成人血脂异常防治指南》在强调 LDL-C 达标的同时，提出应该在临床上积极推广使用他汀类药物，主张"根据患者血中 LDL-C 或 TC 水平与目标值之间的差距，按不同他汀制剂的作用强度、安全性、药物相互作用等特点选择合适的他汀"。

患者往往担心他汀类药物的安全性。长期的临床实践已经证明这种担心是不必要的，重要的是了解不良反应发生的规律，防止严重不良反应。

他汀类药物的不良反应可分为 3 类，一是暂时性反应，如胃肠不适、皮肤潮红、头痛等，发生率为 2%~9%，一般在数周后减轻或消失；二是对肝脏的毒性，表现为转氨酶升高，与用药的剂量有关。转氨酶超过正常上限 3 倍的发生率约 1%，发现转氨酶显著升高应立即停药，一般 2~3 个月可恢复；最严重的不良反应是肌病综合征，发生率小于 0.1%。主要表现为肌痛，多发生于开始用药一周左右，首先是手臂和大腿疼痛，然后出现全身流感样疲乏无力，血清肌酸激酶（CK）显著升高，随着继续用药可发生骨骼肌溶解，导致肾功能衰竭。

为预防严重不良反应，应做到以下 3 点：①医生必须对患者详细交代可能发生的不良反应和注意事项；②最初用药或增加剂量后 1 个月、3 个月和 6 个月应监测肝功能和血清肌酸激酶，以后每 6 个月监测一次；③叮嘱患者注意用药过程中（特别是最初用药 1~4 周）有无肌痛和流感样症状，如有上述症状应立即停药，并监测血清肌酸激酶。

关于他汀类药物的剂量，宜采取谨慎的态度。国内的临床研究证明，采用标准治疗剂量可以使大多数患者的 LDL-C 达标。盲目采用大剂量可能增加不良反应的发生率，并造成资源浪费、增加患者经济负担。

"我服用他汀好几个月了，LDL-C 已经达标，可不可以停药？"这是患者经常提出的问题。肯定地说，大部分患者需要长期服药，即便是 LDL-C 已经达标，也要采用最小有效剂量长期维持。对于高胆固醇血症患者，如果单纯依靠治疗性生活方式改变不能达标，就不得不长期使用他汀类药物抑制内源性胆固醇合成。对于大多数动脉粥样硬化及相关心脑血管疾病患者，长期使用他汀类药物的目的是二级预防，即延缓或逆转病变的进展，预防再发急性心脑血管事件。这不仅得益于他汀降胆固醇的作用，而且得益于他汀抗炎、抗氧化、稳定粥样硬化斑块等降脂以外的作用。

其他几类调血脂药物在血脂异常防治中的作用也是不可忽略的，医生会根据血脂异常的不同类型及患者的具体情况选用不同的调血脂药物，此处不再详述。

关于天然药物制剂,不能不提及"血脂康"。血脂康是中药红曲经现代制药工艺加工以后的制剂,又称为特制红曲,含有多种有效成分,其中包括洛伐他汀、多种异黄酮、甾醇类等。血脂康的调血脂疗效不亚于他汀类制剂,具有多种调血脂以外的作用,而且不良反应发生率更低。对于不愿意或者不耐受他汀类制剂的患者、混合型血脂异常患者,采用血脂康是明智的选择。

第八节　经过治疗难以达标怎么办?

经过常规剂量他汀类药物治疗,部分血脂异常患者的 TC 和 LDL-C 水平仍然不能达标,即不能达到表 8-3 所列出的治疗目标。遇到这种情况怎么办?

"尽管未达标,但是我的 TC 和 LDL-C 水平已经比治疗前降低了,就这样吧。"这里有一个认识问题,即对血脂达标的重要意义认识不足。LDL-C 水平与心脑血管疾病危险之间呈对数线性关系,只有血脂达标,才能逆转动脉粥样硬化的进展,显著降低急性血管事件的发生率。因此,必须强调达标。

怎样才能达标呢?

首先要检查一下"治疗性生活方式改变"的贯彻情况。启动药物治疗以后,生活方式改变仍然是基础。

其次,慎重考虑是否应该增加他汀类药物的剂量。每一种他汀类药物的标准治疗剂量都有一个范围,如表 8-4 所示。

表 8-4　他汀类药物的治疗剂量范围

药物名称	英文名称	剂量范围	用法
洛伐他汀	Lovastatin	20~80 mg	每日 1 次
辛伐他汀	Simvastatin	10~20 mg	每日 1 次
普伐他汀	Pravastatin	10~40 mg	每日 1 次
氟伐他汀	Fluvastatin	10~20 mg	每日 2 次
阿托伐他汀	Atorvastatin	10~80 mg	每日 1 次
瑞舒伐他汀	Rosuvastatin	5~20 mg	每日 1 次

　　一般从小剂量开始用药，以后根据血脂监测情况、不良反应、耐受性等因素调整剂量。每次调整剂量的间隔一般不少于 4 周，并按规定监测肝功能。一般要求晚餐后服药。如果你使用起始剂量一个阶段后未能达标，也没有不良反应，可以考虑在该药规定的剂量范围内适当增加剂量。增加剂量后，注意按规定监测肝功能和血脂。

　　如果使用标准剂量的他汀却仍然未能达标怎么办？一般不再继续增加他汀类药物的剂量，可以考虑在他汀的基础上联合应用另一种调血脂药物。为什么不继续增加他汀的剂量呢？有两个原因，一是他汀的剂量与降低 TC 和 LDL-C 的作用不呈线性关系，剂量增大一倍，降脂作用只增加约 6%；二是随着剂量增大，不良反应也将增多。《中国成人血脂异常防治指南》强调，不宜为片面追求提高疗效而过度增大他汀类的剂量，如患者 TC 或 LDL-C 水平过高，估计单用一种标准剂量的他汀不足以达到治疗目标，可选择联合用药。

　　联合应用调血脂药物有很多讲究，如果患者对此不十分专业，切不可自作主张，要咨询专科医师。他汀联合贝特类或胆固醇吸收抑制剂都是可供选择的方案。

他汀联合贝特类可能增加肌病综合征的危险，应注意随访观察；从小剂量开始、两种药物分开服用可能减少不良反应，例如早餐时服贝特，晚餐后服他汀。联合应用时，贝特类可选用非诺贝特、苯扎贝特，避免选用吉非贝齐，因后者可影响他汀的代谢，使他汀的副作用发生率增高。

目前，他汀联合胆固醇吸收抑制剂（依折麦布）受到推崇。他汀类的作用是抑制内源性胆固醇合成，依折麦布的作用是抑制肠道对胆固醇的吸收，两者可通过互补机制双重抑制胆固醇合成和吸收，显著增强降 TC 和 LDL-C 的幅度，且耐受性好，不会增加不良反应。

新的高效调血脂药物"前蛋白转化酶枯草溶菌素 9 抑制剂"（PCSK9 抑制剂）于 2015 年推出。临床试验证明，这种新药与他汀类联合应用，能在他汀作用的基础上进一步降低 LDL-C 约 60%，安全性良好。PCSK9 抑制剂的作用靶点与他汀类不同，它能保护肝细胞膜上的 LDL 受体，后者是清除 LDL-C 的重要工具。目前这种新药已逐步应用于临床，适用人群包括家族性高胆固醇血症，胆固醇中度升高单用他汀无效者，以及对他汀不耐受者。在我国上市的 PCSK9 抑制剂是"依洛尤单抗注射液"，商品名"瑞百安"。

第九节　老年人调血脂治疗有哪些讲究?

我国老年人群中血脂异常患者众多，每 4 位老人中至少有 1 位血脂异常，总数达 4 000 多万。对于老年血脂异常患者，《中国成人血脂异常防治指南》所提出的原则同样实用。长期坚持他汀类药物治疗，使 TC 和

LDL-C 达到目标水平，可显著减少心脑血管事件。

对于老年人，特别是 75 岁以上的老年人，使用他汀类药物必须更加注重安全性。老年人脏器功能减退，身患多种疾病，对药物代谢作用减弱，更容易发生肝肾功能损害等不良反应。老年人往往每天服用多种药物，药物之间的相互作用复杂，进一步增加了不良反应发生的机会。因此，在掌握药物剂量、肝肾功能监测、随访观察等方面要更加慎重。

首先，老年人使用他汀类药物应采用较小的剂量；在治疗过程中决定增加剂量时，不可将剂量翻倍，只可小幅度增加。研究发现，使用同等剂量他汀治疗，老年患者降脂幅度比年轻患者更大。

其次，追求治疗目标要权衡利弊、适可而止。对于高龄患者或体质较差的患者，更要慎用强化治疗，只要 LDL-C 比基础水平有明显降低（降低幅度达 20% 左右），即可带来减少心脑血管事件的益处，不必强求达标。临床研究发现，80 岁以上的瘦弱老年女性患者使用他汀类药物有更大的风险，宜采用更安全的调血脂药物。

普伐他汀不需要经过细胞色素 P450 代谢，可在更大程度上避免药物相互作用，更适合老年人长期服用。普伐他汀每天 20 mg，作用强度相当于阿托伐他汀每天 5 mg。

血脂康对冠心病二级预防的临床研究（CCSPS）结果证明，我国老年心脑血管疾病患者应用常规剂量的血脂康长期治疗，对减少急性血管事件、降低心血管死亡率和总死亡率带来显著的益处，在安全性方面与安慰剂对照组无显著差异。2008 年，中国医师协会心血管内科医师分会组织专家制定了《血脂康临床应用的中国专家共识》，共识指出，血脂康适合中国老年人群长期使用。

第十节　儿童青少年血脂异常重要吗？

人们通常不重视儿童青少年血脂异常，认为他们年轻，距离发生动脉粥样硬化和相关心脑血管疾病还十分遥远。这种观点显然是错误的。

虽然心脑血管疾病主要发生在中老年人，但实际上动脉粥样硬化病变早在儿童青少年时期就开始了。研究表明，主动脉脂质条纹发生在儿童早期，而冠状动脉脂质条纹及主动脉纤维斑块出现在许多十几岁的儿童身上。此外，儿童青少年血脂异常还直接损害健康，引起脂肪肝、胆石症、胰腺炎等疾病。因此，应高度重视儿童青少年血脂异常的防治。

儿童血脂异常多为原发性，主要由于先天基因缺陷所致，常见类型有家族性高胆固醇血症、家族性混合型高脂血症、家族性高甘油三酯血症等。儿童继发性血脂异常的常见原因为肥胖、药物因素及某些疾病（如糖尿病、甲状腺功能低下、肾病综合征等）。

由于缺乏全国范围内的儿童青少年血脂普查数据，目前很难界定我国儿童青少年血脂参考范围。儿童的血脂水平与成年人不同，不能照搬成年人血脂异常诊断标准。2006 年，我国有关专家在现有资料的基础上达成了《中国儿童青少年血脂防治的中国专家共识》，提出儿童血脂异常诊断标准如表 8-5。

有以下情况的儿童青少年应重视检查血脂：早发冠心病家族史；父亲或母亲有高胆固醇血症；肥胖、高血压、糖尿病、吸烟；应用影响脂代谢的药物（如皮质激素）以及高脂肪、高胆固醇饮食习惯。

表8-5　2岁以上小儿血脂异常诊断标准

项目	合适水平	边缘升高	升高	降低
TC	< 4.42 (170)	4.42~5.17 (170~199)	≥ 5.20 (200)	
LDL-C	< 2.60 (100)	2.60~3.37 (100~129)	≥ 3.38 (130)	
HDL-C				< 1.04 (40)
TG			≥ 1.76 (150)	

单位：mmol/L（mg/dl）。

儿童青少年血脂异常应积极治疗，但是要以生活方式干预为主，慎用药物。必须特别注意，饮食治疗不能妨碍儿童的生长发育，既要降低升高的胆固醇水平，又要保证足够的营养摄入。强调减少饱和脂肪、总脂肪及胆固醇的摄入，食物多样化，保证基本营养素和总热量，保持理想体重。患儿的家长一定要定期咨询营养师，获得饮食治疗的科学指导。

经过饮食治疗半年至1年无效，年龄在10岁以上的儿童，才可以考虑启动药物治疗。大多数降血脂药物不能安全地用于未成年人；他汀类药物对未成年人的影响目前还不清楚。因此，对于儿童青少年血脂异常患者，如果必须采用药物治疗，目前推荐胆酸螯合剂（树脂类）以及胆固醇吸收抑制剂（依折麦布，商品名"益适纯"）。同样，患儿的家长应咨询医师，不可自作主张。

第九章

高血压那些事儿

第一节　什么是血压？

首先让我们复习一下第二章的有关内容。

我们曾经把心血管系统描述成一个封闭的管网系统，在这个系统中，各部分管道内部的压力是不同的。大动脉、中动脉的压力最高，我们所说的"动脉血压"就是指大、中动脉内的压力；到了小动脉、微动脉，血管口径越来越小，对血流的阻力加大，因此压力衰减幅度也加大。

小动脉和微动脉的管壁富含平滑肌，具有很强的收缩和舒张能力，可以根据需要改变血管口径，调节流向器官和组织的血流量。无论是对正常血压的维持，还是对高血压的发生、发展和治疗，小动脉和微动脉都是重点关注对象。你可以想象一下，假如小动脉和微动脉强烈收缩，对血流的阻力增加，大、中动脉内的压力就会升高；相反，假如小动脉和微动脉过分舒张，对血流的阻力减小，大、中动脉内的压力就会下降，甚至难以维持正常血压，发生"虚脱"或"休克"。

图 9-1 以最简单的方式表示心脏、大中动脉和微小动脉三者之间的力学关系。心脏每次射血造成动脉压增高；大中动脉就像一个弹性腔，在心脏射血时发生扩张，一方面使收缩压不至于过高，另一方面以"势能"的方式在管壁上储存一部分能量；心脏舒张时，大中动脉发生弹性回缩，把管壁上储存的能量释放出来，使舒张压不至于过低；微小动脉经常处于适度的收缩状态，保持着一定的外周阻力，把守着大中动脉的出口。如果它们过分收缩，导致外周阻力过高，大中动脉内的压力就会升高；相反，如果它们过分舒张，导致外周阻力下降，大中动脉内的压力就会随之下降。

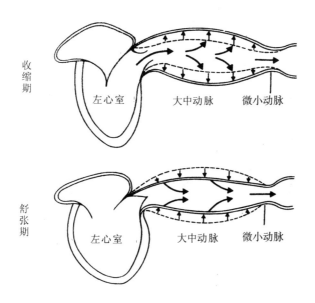

图 9-1　左心室、大中动脉和微小动脉三者的力学关系

说到这里你可能会想：哈哈！当医生其实很简单呀，只要想办法调节小动脉、微动脉的收缩和舒张，就可以调节动脉血压，治疗高血压、虚脱或休克了。

事实可没那么简单。上面这张图只是对动脉血压最初级的力学表达。参与动脉血压形成和调节的因素很多、很复杂。

首先，血压形成的原动力是心脏，心脏就像一个水泵，以脉动的方式把血液泵到动脉内，它的力量、节律、频率都会对血压造成重大影响；第二是神经调节，神经系统通过反射机制并通过内分泌系统（尤其是肾上腺）调节心脏活动、调节小动脉和微动脉的舒缩；第三是肾脏对血管内容量的调节；第四是体液调节或者叫作循环调节，其中最重要的是肾素—血管紧张素—醛固酮系统（RAAS），还有循环儿茶酚胺水平、组织器官局部的体液因子等。

这么复杂的内容，还是让医生们去深入了解吧。作为一般读者，你只要知道血压调节是一个系统工程就行了。

心脏向动脉内泵血采用脉动方式，心脏每收缩射血一次，动脉内就形成一个压力高峰，这就是收缩压；心脏舒张时，动脉内压力回落，但不会回落到 0，仍然保持一定的压力，这就是舒张压（图9-2）。

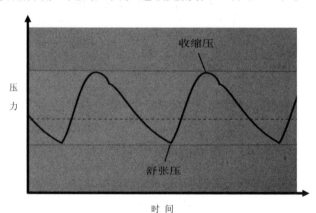

图9-2　动脉血压波，收缩压和舒张压

血压值不是一成不变的，而是根据生理需要而不断变化的。例如在体力活动时或情绪激动时血压会升高，安静时血压会降低；白天血压比夜间血压要高一些。如果每半小时测量一次血压，连续测量 24 小时，把所有的测量值标注在坐标中，就能很好地表达血压在全天的动态变化，这就是

"动态血压监测"，对高血压的诊断和疗效评价很有用（图 9-3）。

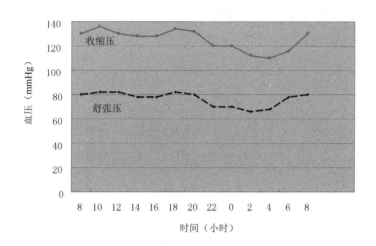

图 9-3　24 小时动态血压监测

从图 9-3 可以看出，正常人白天的血压水平较高，夜间血压水平较低，整个曲线有点像一把勺子，因此称为"勺形血压曲线"。

第二节　什么是高血压？

尽管血压水平可以波动，但不应超过一定的范围。如果收缩压及（或）舒张压经常超过一定范围，就是高血压。

说来你可能会有点惊讶，这个"一定范围"竟是人为划定的。专家们凑到一起开会，少数服从多数达成一致意见，规定收缩压 ≥ 140 mmHg 或者舒张压 ≥ 90 mmHg 就是高血压。这样划分虽然有些武断，但是很合理。因为专家们不是凭头脑发热，而是根据大量流行病学研究和临床研究资料做出决断的。

对大样本人群进行的长期随访研究证明,随着血压水平的升高,心脑血管疾病的发病率也升高,两者呈线性关系。比如说,我们对某一个地区 30~40 岁的人群进行研究,总共 20 万人,根据收缩压把他们划分为 6 组。各组的收缩压(mmHg)范围依次为 110~119,120~129,130~139,140~159,160~179,≥ 180。对他们随访观察 20 年以后,你会惊奇地发现,心脑血管疾病发病率在血压较高的人群总是比血压较低的人群为高。即便是收缩压水平在 120~129 mmHg 的人群(我们通常认为他们的血压是正常的),其心脑血管疾病发病率也比收缩压水平 110~119 mmHg 的人群为高。

这样看来,正常血压和高血压之间并不存在一个截然的界限。没有界限,怎么给高血压下诊断呢?于是就人为地划一个。通过分析比较,发现收缩压达到 140 mmHg 或者更高的人群,其心脑血管疾病发病率升高更加显著,似乎存在一个"拐点"。因此就把收缩压的界限定在 140 mmHg。舒张压的界限也是依照同样的原理划分的。

目前我国实行的高血压诊断标准如表 9-1 所示。国际上一些主要的高血压防治指南(我国的以及欧美的)所提出的诊断标准大同小异。

表 9-1 高血压分类(根据 2018 中国高血压防治指南)

分类	收缩压(mmHg)*		舒张压(mmHg)*
正常血压	< 120	和	< 80
正常高值	120~139	和(或)	80~89
高血压	≥ 140	和(或)	≥ 90
1 级高血压(轻度)	140~159	和(或)	90~99
2 级高血压(中度)	160~179	和(或)	100~109
3 级高血压(重度)	≥ 180	和(或)	≥ 110
单纯收缩期高血压	≥ 140	和	< 90

* 在未使用降压药物的情况下诊室测量的血压。

第三节　高血压是怎样发生的?

在高血压患者中，90% 以上没有明确的病因，称为原发性高血压；另外 5%~10% 可以找到明确的病因，称为继发性高血压。

原发性高血压占大多数，患者随处可见。但是请你千万不要见到一个高血压患者就马上断定他是"原发性"。诊断原发性高血压有一个前提，那就是必须首先排除继发性高血压。因此，当发现一个患者血压增高，负责任的医生要对他进行仔细的检查，尤其是对肾脏、大血管、内分泌系统等方面的筛查。通过筛查，没有找到引起血压增高的明确病因，然后才做出原发性高血压的诊断。

对于继发性高血压来说，血压增高只是一个症状，患者的身体存在某种结构异常或者内分泌异常才是疾病的本质。找出了病因，针对病因进行治疗，血压自然就正常了。引起继发性高血压的主要病因有 6 种，按照它们在高血压患者中所占比例的高低排列于表 9-2。

表 9-2　继发性高血压的主要病因和临床征象

病因	所占比例（%）	临床征象或检查手段
原发性醛固酮增多症	5~10	低血钾
慢性肾病	2~4	血肌酐异常；尿检异常
肾血管病变	1	腹部杂音；肾血管超声检查；低血钾
嗜铬细胞瘤	0.2	发作性心悸、出汗；常为发作性高血压
主动脉缩窄	0.1	仔细对比四肢血压；肩胛间收缩期杂音；胸部 X 线检查
库欣综合征	0.1	中心性肥胖，毛发异常分布，激素异常

对于大多数高血压患者，使用"原发性高血压"这个术语是出于无奈。虽然经过上百年的研究，提出了各种各样的学说，但是迄今仍然未能找到确切的病因。我们只能这样说：由于先天或者后天的原因，患者在血压调节的一个或者多个环节上存在缺陷；高血压是血压调节缺陷与环境因素相互作用的结果。

我们在本章第一节曾经简单地阐述过血压调节机制，涉及心脏功能、神经系统、肾脏、体液因素等。在原发性高血压患者及其直系亲属身上往往能找到血压调节缺陷的蛛丝马迹，如交感神经反应过度、水钠潴留倾向、胰岛素抵抗等。部分原发性高血压患者有明确的家族史。

流行病学研究证明，与生活方式和环境有关的肥胖、高盐摄入、过度饮酒、精神压力等，是高血压的重要发病因素。近30年来，我国高血压发病率显著上升，而且至今仍然呈现继续上升的趋势。这一事实再次证明了生活方式和环境因素在高血压发病中的作用。

第四节　高血压对身体有哪些危害?

大多数高血压患者没有症状，仅仅在常规体检时被发现。到底是何年何月起病的? 通常不知道。

突然发现自己有高血压，人们会表现出两种截然不同的态度：一种态度是无所谓，反正没什么不舒服，随它去；另一种态度是很害怕，感觉身体出了大问题，好像天要塌下来了。对于前者，要让他们懂得高血压是一个静悄悄的杀手，等到有了明显的症状再去治疗就太晚了；对于后者，要让他们了解高血压是可控制的，只要长期把血压控制在正常水平，就可以避免高血压的危害。

高血压对身体的危害，说到底就是对心脏和血管的危害，后者又主要表现在对脑血管、肾血管、心脏冠状动脉、视网膜血管、主动脉和外周动脉的危害。于是，医学上把心、脑、肾、视网膜、主动脉及外周动脉等称为高血压的"靶器官"。意思是说高血压好比一杆枪，专门打击自己的身体，而心、脑、肾等器官最容易受到它的打击，是主要的靶子。

对心脏的危害：由于动脉压升高，心脏每次射血都更费劲，这在生理学上叫作心脏的"后负荷"增加。请你想一想，心脏每天约跳动 10 万次，每次射血都很费劲，怎能受得了？久而久之，就发生左心室肥厚。心室肥厚虽然可以增加收缩射血的力量，但是却造成新的问题，那就是心脏变得不那么柔韧和富有弹性了，或者说变僵硬了，每次舒张都更加费劲，这叫作"舒张功能不全"。无论是心室肥厚还是舒张功能不全，临床上都可以用超声心动图方法检测出来。如果高血压长期得不到有效控制，左心室肥厚越来越严重，最终导致心力衰竭。

另一方面，高血压对心脏的危害表现在促进冠状动脉病变。高血压患者更容易发生冠状动脉粥样硬化，发生冠心病，这很好理解。不仅如此，由于心肌肥厚，心肌对血液供应的需求量更大，因此高血压合并冠心病患者更容易发生心肌梗死，而且心肌梗死后更容易发生严重并发症，如心脏破裂、室壁瘤形成、致命的心律失常、充血性心力衰竭等。

对脑血管的危害：高血压是脑卒中（中风）的主要危险因素。高血压导致脑动脉粥样硬化，动脉内血栓形成引发脑梗死；动脉粥样斑块破碎，或者斑块上形成的微小栓子脱落，常造成远端小动脉栓塞；高血压导致脑实质中的小动脉瘤破裂，引发脑出血，预后很差，即便存活下来，也常常留下后遗症。有些高血压患者并不知道自己曾经发生过脑梗死，在进行头颅 CT 或磁共振检查时发现脑组织中有多个小梗死灶，着实大吃一惊。

研究发现，几乎所有未得到良好控制的高血压患者都存在"腔隙性脑梗死"。形形色色不同性质的中风可以反复发生，脑功能越来越差，最终导致"血管性痴呆"。

对肾脏的危害：高血压造成全身小动脉硬化，其中以肾脏小动脉硬化最显著、最重要。肾实质由几十万个肾单位组成，每个肾单位有肾小球和肾小管。肾小球是一团血管网，构成一个小筛子，肾脏的滤过功能全靠它。肾小动脉硬化使肾脏血液供应减少，直接受害者就是肾小球，造成肾小球硬化。病变继续发展，发生肾小球和肾小管萎缩，肾功能受损。肾脏功能受到损害，削弱了调节血容量的能力，并引起肾素—血管紧张素—醛固酮系统活跃，反过来加重高血压，导致恶性循环。临床上称上述变化为高血压肾病，发展到终末期就成了尿毒症，不得不靠血液透析维持生命，你看这是多么可怕。

对视网膜的损害：如果你是高血压患者，你肯定想了解自己是否已经发生了小动脉硬化。用眼底镜检查眼底，可以直接观察视网膜的小动脉，这是全身唯一能直接观察小动脉的窗口。眼底小动脉硬化的早期，表现为动静脉交叉压痕，这是因为小动脉管壁中层增厚，压迫静脉所致；进一步发展，小动脉反光增强，呈银丝状。严重的高血压可造成视网膜血管爆裂，导致眼底出血；也可以发生局部小动脉梗死；恶性高血压导致颅内高压，还可以发生视盘水肿，这些都是严重的并发症。

对主动脉和外周动脉的危害：高血压促进全身动脉粥样硬化，可导致整个动脉系统狭窄和多部位斑块形成。动脉粥样硬化最常发生的部位是冠状动脉、主动脉、下肢动脉、颈部动脉和脑动脉等。高血压不但造成主动脉硬化，还常引起主动脉瘤和主动脉夹层。所谓主动脉瘤，就是主动脉的某一段异常扩张，其最严重的后果是突然破裂，导致患者突然死亡。所谓主动脉夹层，就是主动脉管壁中层剥离，血液在压力作用下从血管内膜面的裂口进入夹层，并且沿着中层扩展，若不及时手术治疗，死亡率超过90%。下肢动脉硬化和粥样斑块形成，造成下肢供血不足，最常见的症状是间歇性跛行，患者每行走一段距离就感觉臀部、大腿及小腿软弱无力和不适，坐下来休息一段时间后好转；再行走一段距离又发生类似现象。严重者可发生休息时足部疼痛，甚至发生下肢溃疡、感染和肢体坏死。

严重、急剧的血压增高可引起"高血压危象"，表现为高血压脑病、脑出血、急性左心衰竭、急性肾功能衰竭、视网膜出血、主动脉夹层等多种多样的危急状况，必须立即急诊救治。

总之，高血压对身体的危害真是罄竹难书。

第五节　怎样评估高血压的危险程度？

当一名患者首次被诊断为高血压，作为病人应该做些什么？是不是只要吃上降压药就万事大吉了？作为医生应该做些什么？是不是只要开了降压药物处方就万事大吉了？

本书第七章详细介绍了心脑血管疾病总体危险评估的方法。对于高血压患者，总体危险评估显得尤为重要。高血压往往不是孤立的，大部分高血压患者同时存在其他危险因素；多种危险因素相互协同，大大增加了对身体的危害。另一方面，血压水平的高低，并存危险因素的多少，是否已经存在心、肾、脑等靶器官损害，都会对患者的总体危险造成重要影响。因此，对每一个高血压患者都必须进行总体危险评估，在此基础上制定全面的防治方案。评估的步骤如下：

第一步，确定血压水平（参考表9-1）；

第二步,筛查危险因素(参考第六章、第七章);

第三步,通过问诊、体格检查、实验室检查和必要的特殊检查,筛查相关疾病和"亚临床靶器官损害"。所谓相关疾病主要指冠心病、脑卒中、慢性肾功能不全、糖尿病和代谢综合征等;所谓"亚临床靶器官损害"主要指左心室肥厚、颈动脉壁增厚或斑块形成、血肌酐水平中度升高、微量白蛋白尿等。为什么叫作"亚临床"?因为患者没有临床症状,而靶器官损害正在悄悄地发展,只有通过筛查才能发现。

第四步,根据患者的血压水平、并存危险因素的数目、是否存在亚临床靶器官损害和相关疾病,查表9-3可以确定其危险程度。

表9-3 高血压患者心血管风险评估表

	正常高值	1级高血压	2级高血压	3级高血压
无其他RF 无相关疾病或OD		低危	中危	高危
其他RF 1~2项 无相关疾病或OD	低危	中危	中/高危	很高危
其他RF ≥ 3项, CKD3期 或 OD, 无临床并发症	中/高危	高危	高危	很高危
临床并发症 CKD ≥ 4期 有并发症的DM	高/很高危	很高危	很高危	很高危

RF:危险因素;OD:亚临床靶器官损害;CKD:肾脏损害;
DM:糖尿病;临床并发症:主要指心梗、脑卒中等

通过评估,确定高血压患者的危险程度,对于制订治疗方案至关重要。一个完整的治疗方案不只是考虑降压,还要控制并存危险因素、控制相关疾病、阻止和逆转靶器官损害;一个完整的治疗方案也不只是考虑药物的选择,还要考虑患者的生活方式改善。因此,如果读者是高血压患者,请你接受一些必要的检查,如体重指数、腰围、血糖、血脂、肾功

能、尿微量白蛋白、心电图、超声心动图、颈动脉超声等。通过筛查，了解自己的危险级别，明确治疗目标，你就能主动参与自己的治疗，你和医生之间就会建立起一种互动的关系。

第六节 生活方式改善和营养治疗

我们在前一章曾经提出"改善生活方式是纠正血脂异常的基础"。对于高血压的预防和控制，同样要把改善生活方式、重视营养治疗摆在基础地位。

1. 纠正超重和肥胖，达到并维持理想体重

超重和肥胖者更容易患高血压，这似乎是生活常识，其实这是有科学依据的。国内专家曾经对 13 项流行病学调查研究、涉及 24 万成年人的资料进行荟萃分析，结果显示，超重和肥胖者（体重指数 ≥ 24）高血压患病风险是体重正常者（体重指数 18.5~23.9）的 3~4 倍；腰围 > 85 cm 的男性和腰围 > 80 cm 的女性，其高血压患病风险是腰围小于上述标准者的 3.5 倍。对于超重和肥胖的高血压患者，减轻体重对控制高血压有明确的益处。减轻体重的基本方法是控制饮食、减少总的能量摄入，同时通过适当体力活动增加能量消耗。

2. 推荐低钠高钾膳食

本书在第六章第六节已经用较大的篇幅讨论了高钠、低钾对健康的危害，以及高钠、低钾与高血压的关系，此处不再赘述。高血压患者如果不改变饮食习惯，不限制高钠摄入，会造成药物治疗的疗效不佳，而且增加心、肾、脑等靶器官损害的机会。世界卫生组织（WHO）推荐正常人每天钠盐摄入总量不超过 6 g，高血压患者不超过 3 g，高血压合并糖尿

病患者不超过 2 g。同时要注意增加高钾食物摄入，如蔬菜、水果、土豆、蘑菇等。

3. 增加膳食钙摄入

国内外大量流行病学研究结果表明，膳食钙摄入量与血压呈负相关，即人群膳食钙摄入量越低，血压水平越高。我国居民膳食钙摄入量偏低，而钠盐摄入量偏高，对高血压防治十分不利。增加钙摄入量的有效方法是选择高钙食物，特别是保证每天摄入适量奶类及其制品。高血压患者必要时应补充钙制剂。

4. 控制膳食脂肪的摄入量和类型

控制膳食脂肪不但要讲究量，还要讲究质。讲究量，就是要少吃脂肪。1 g 脂肪产生 9 kcal* 能量，是碳水化合物或蛋白质产能的两倍多。摄入脂肪过多势必造成能量过剩，导致超重和肥胖。有人说："我不吃肥肉，多吃植物油总可以吧？"植物油也是脂肪，也不能多吃，除了少吃肥肉，还要把每天烹调用油控制在 25 g（半两）以内。讲究质，就是要讲究脂肪的类型，限制饱和脂肪及高胆固醇食物，限制反式脂肪的摄入。

5. 限制饮酒

关于过度饮酒与高血压防治的关系，已经在本书第六章第七节进行了论述。

国内外高血压防治指南都倡导"干预性高血压膳食"（DASH），这种饮食为富含蔬菜、水果、全谷类和低脂乳类的平衡膳食，其特点是低能量、高维生素、高膳食纤维、低饱和脂肪、低胆固醇、低钠、高钙、高钾。多项随机对照试验结果显示，实施DASH能有效降低血压，并且有利于控制并存危险因素。

---

* 1 kcal=4.186 kJ。

第七节　药物治疗的决策

高血压治疗决策的原则是：早期降压、个体选择、联合用药、综合治理。

早期降压，就是要尽早开始药物治疗，尽早使血压达标。

有些患者在发现自己有高血压以后迟迟不愿采用药物治疗，他们的理由是：用上降压药就停不下来了。高血压对身体的危害不仅与血压增高的程度有关，而且与高血压持续的时间有关。如果发现血压增高而置之不理，经过一个时期必然发生靶器官损害，可谓悔之晚矣。因此，一旦确诊高血压，就应该在改善生活方式的基础上，毫不犹豫地启动药物治疗。对于血压水平处于临界状态，或者处于高血压前期的患者，则要区别对待。通过总体危险评估（表9-3），这些患者中属于"低危"者可首先实施生活方式改善和营养治疗，同时密切观察血压变化；属于"高危"和"很高危"者，则应考虑在实施生活方式改善和营养治疗的基础上启动药物治疗。

接下来的问题是选择什么降压药物。过去在高血压治疗领域曾经长期争论"首选什么药物"，现在这种争论已经过时。5大类降压药物中，任何一类都可作为起始用药和长期维持用药，以"个体选择、联合用药、综合治理"为原则。

所谓个体选择，就是要根据患者的年龄、性别、靶器官损害情况、并存危险因素和相关疾病、经济承受能力等，选择个体化的治疗方案；所谓联合用药，是指多数患者都需要联合使用2种或2种以上的降压药物，才能达到治疗目标，这已经成为当今高血压治疗的主流策略；所谓综合治理，就是要在降压治疗的同时，从总体上控制或逆转并存危险因素、相关疾病以及靶器官损害。比如说，对于合并冠心病心绞痛的患者，要兼顾纠正心肌缺血、预防急性冠脉事件；对于糖尿病或代谢综合征患者，要避免使用干扰糖代谢的药物；对于合并慢性肾功能损害的患者，要兼顾肾功能保护、减少蛋白尿；对所有高血压患者都应注重纠正动脉粥样硬化危险因素，尤其是纠正高胆固醇血症，必要时联合应用他汀类药物。

国内外近期修订的高血压防治指南主要推荐 5 大类降压药物。

1. 钙通道阻滞剂（CCB）

CCB 又分为"二氢吡啶类"和"非二氢吡啶类"，其中用于降压治疗主要指前者，药名中都有"地平"两个字，如硝苯地平、尼群地平、非洛地平、氨氯地平、拉西地平等。临床应用时要注意它们的有效作用时间，即服药以后其降压作用能维持多久。如氨氯地平服药一次可维持降压作用30 小时以上，属于典型的长效药物；硝苯地平服药一次只能维持降压作用4~6 小时，属于典型的短效药物。将短效药物制作成缓释片或控释片可大大延长其作用时间，如硝苯地平缓释片能维持降压作用8~12 小时，硝苯地平控释片能维持降压作用 24 小时左右。

2. 血管紧张素转换酶抑制剂（ACEI）

此类药物的名称中都有"普利"两个字，如卡托普利、依那普利、贝那普利（苯那普利）、培哚普利、雷米普利、福辛普利、赖诺普利、西拉普利等。

3. 血管紧张素Ⅱ受体拮抗剂（ARB）

此类药物的名称中都有"沙坦"两个字，如氯沙坦、缬沙坦、厄贝沙坦、替米沙坦、坎地沙坦、依普沙坦、奥美沙坦、阿齐沙坦等。

4. 利尿剂（DU）

临床常用的有氢氯噻嗪、氯噻酮、吲哒帕胺等。呋塞米（速尿）主要用于合并肾功能衰竭者；螺内酯（安体舒通）属于醛固酮受体拮抗剂，也可归类于保钾利尿剂，主要用于合并慢性心力衰竭者。

5. β 受体阻滞剂（β-B）

临床常用的有阿替洛尔、美托洛尔（倍他乐克）、比索洛尔等。

除上述 5 大类降压药物之外，还有 α 受体阻滞剂、肾素抑制剂（阿利吉仑）以及其他种类的降压药物可用于某些高血压患者。

每大类降压药物都包括许多品种，虽然它们的药理作用机理相似，但由于每种药物的化学结构不同、在体内的代谢过程不同，相互之间在作用强弱、有效作用时间、不良反应等方面会有不同程度的差别。因此，在具体应用时，虽属同类药物，也要根据个体的情况做出选择。读者如有兴趣，可参考药理学书籍。

现在列举一些例子，试图说明在降压药物个体化选择时应该考虑的因素（表9-4）。

表9-4　高血压患者降压药物的选择

并存临床情况	优先选择的降压药物	不宜选择的降压药物
左心室肥厚	ACEI CCB ARB	
冠心病心绞痛	β-B CCB	
心肌梗死	β-B ACEI ARB	
脑卒中史	任何降压药物	
慢性心力衰竭	DU β-B ACEI ARB	短效 CCB
心房纤颤（预防复发）	ACEI ARB	
心房纤颤（控制心室率）	β-B 非二氢吡啶类 CCB	
微量白蛋白尿	ACEI ARB	
慢性肾功能不全	ACEI ARB	
代谢综合征	ACEI ARB CCB	DU β-B

续表

并存临床情况	优先选择的降压药物	不宜选择的降压药物
糖尿病	ACEI ARB	DU β-B
单纯收缩期高血压	DU CCB DU+ACEI 或 ARB	
妊娠	CCB 甲基多巴 β-B	其他降压药物

注：表中英文缩写的中文名称见正文。

联合用药也有很多讲究，要考虑不同药物之间的相互作用。恰当的联合应该是在降压强度上相互协同，并且能相互抵消副作用，至少不增加副作用和不良反应。例如 ACEI 或 ARB 与利尿剂联合能显著增加降压强度；β-B 与 CCB 联合可抵消 CCB 使心率加快的副作用。图 9-4 试图用一个四边形来表述 5 大类降压药物的联合应用，应优先考虑实线两端药物之间的联合，尽量避免虚线两端药物之间的联合，可供参考。对于合并心力衰竭、冠心病的患者，有时虚线两端药物之间的联合也是合理的，此处不展开讨论。

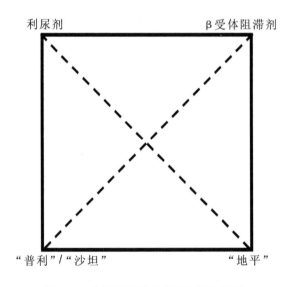

图 9-4　降压药物联合应用的简化图解

第八节 降压治疗的目标、速度、质量和疗程

所谓降压治疗的目标，就是指血压降到什么水平最合适。说起来你可能不信，这是一个很难准确回答的问题。不同时期、不同版本的高血压防治指南也是忽左忽右，一会儿要求降得低一些、再低一些，一会儿又说不可降得太低，降得太低反而增加心脑血管事件的发生。

我们在本章第二节曾经说过，高血压的诊断标准是根据流行病学研究资料人为划定的。所谓理想血压、临界高血压和高血压的界定，都是针对人群总体来说的；而每个个体都有最适宜的血压水平，这一水平各不相同。比如有的人血压 90/60 mmHg 左右最适宜，有的人血压 130/80 mmHg 左右最适宜，差别很大。针对个体的理想血压水平是无法通过研究获得的，只能通过全面的诊断评估和临床观察一对一地获得，这就是"个体化"。作为高血压防治指南，只能从总体上给出一个治疗目标，那就是不高于 140/90 mmHg，这个目标与 1 级高血压的界限是一致的。具体操作时，确定每一个个体的治疗目标，既要参考这个总体标准，又要个体化。

那么在确定个体的治疗目标时，要考虑哪些因素呢？

首先是患者的年龄。高龄患者多表现为单纯收缩期高血压，他们的舒张压不高甚至偏低，脉压很大。单纯收缩期高血压的发病原因与大动脉硬化、血管内皮细胞功能减低、肾脏排钠能力下降等因素有关。对于此类患者，如果一味追求把收缩压降到 140 mmHg 以下，往往导致舒张压过低，可能引起冠状动脉、脑和肾脏灌注

不足，反而加重靶器官损害，增加心脑血管事件。对他们确定治疗目标要兼顾收缩压和舒张压，在保证舒张压不低于 65 mmHg 的前提下，使收缩压接近 140 mmHg 的目标。有时候收缩压可放宽到 150 mmHg 左右。

第二是并存的靶器官损害和相关疾病。对于并存糖尿病和慢性肾功能不全的患者，降压目标要从严掌握，一般要求降到 130/80 mmHg 以下，当然也要参考患者的年龄和其他临床情况。对于双侧颈动脉、椎－基底动脉严重狭窄的患者和冠心病患者，过度降压可能造成脑和心肌供血不足，应在治疗过程中结合临床症状和必要的检查（如心电图检查、超声检查等），确定个体化的降压治疗目标。对于合并心房纤颤的患者，也不宜设定过低的降压目标，有研究证明，对心房纤颤患者过度降压造成脑血管事件发生率增高。

关于降压速度，是指在多长时间之内达到治疗目标。一般情况下，降压不可操之过急，用 4 周左右的时间逐渐达到治疗目标比较合适。降压过快、过猛往往增加不良反应，甚至引发心、脑供血不足。而逐步、平稳降压使患者有一个适应过程，可以减少不良反应，使患者增强信心，增加对治疗的依从性。为贯彻降压治疗的个体化原则，达标之前这 4 周左右的时间非常重要。医生用这段时间"投石问路"，选择治疗方案，确定治疗目标，对患者进行健康教育；患者用这段时间了解相关知识，参与治疗方案的制定和修改，增加依从性。能否调动患者的主动性，是高血压治疗成败的关键。

降压治疗要讲究质量，这主要是指一天 24 小时血压平稳下降，没有大起大落，不要有晨峰现象。24 小时平稳降压能更好地保护靶器官、逆转左心室肥厚，而血压波动太大则促进靶器官损害，增加急性血管事件的危险性。早晨是心脑血管事件的高发时段，如果观察到晨间血压增高应注意纠正。评价 24 小时平稳降压的质量，最好采用 24 小时动态血压监测（参见图 9-3）。

怎样才能达到平稳降压呢？第一，要尽量选择作用时间长（每天只需服药一次）、谷／峰比值＞ 50% 的降压药物。所谓谷／峰比值，是指服药以后 24 小时期间最低降压作用与最大降压作用的比值。大部分 ACEI、ARB、长效 CCB 及长效 β-B 都可以达到这样的要求。第二，对于有晨峰现象的患者，可以采用睡前服药，有利于使药物在晨间达到最大降压作用。

高血压需要终生治疗，没有疗程可言。确实有这样的例子：治疗几个月或几年，停药以后血压保持正常。但这样的例子很少。对于大多数患者，要做好终生服药的思想准备。有的患者在夏季血压偏低，冬季血压偏高，可以通过调整药物剂量保持血压达标和平稳降压，不可以随意停药。

第九节　顽固性高血压

3 种不同作用机制的降压药物（其中包括利尿剂）以最佳剂量联合应用超过 1 个月，仍不能达到降压治疗目标，称为顽固性高血压。存在以下因素的患者容易发生顽固性高血压：老年、治疗前血压水平较高、肥胖、高钠盐摄入、慢性肾病、糖尿病、左心室肥厚、女性等。

遇到这种情况首先要排除"假性抵抗"，就是说患者并不是真正的顽固性高血压。一是血压测量方法不正确，如袖带过小、测量前未静坐休息等；二是患者对治疗的依从性差，如未按要求服药；三是

"白大衣高血压"，即患者在诊所测量血压较高，而在家中测量血压并不高。

接下来要筛查生活方式因素和药物因素。钠盐摄入过多、肥胖、过量饮酒等生活方式因素可影响降压疗效。患者正在服用非甾体抗炎药物（布洛芬、双氯酚酸、治疗量阿司匹林等常用的抗炎止痛药），可阻碍多种降压药物的疗效。可能阻碍降压疗效的药物还有：交感神经激动剂、中枢神经兴奋药物、口服避孕药、环孢素 A、促红细胞生成素、糖皮质激素、甘草、麻黄等。

第三，筛查继发性原因。常见的继发性原因有：阻塞性睡眠呼吸暂停综合征、肾脏疾病、肾动脉狭窄、原发性醛固酮增多症等。不常见的原因有：嗜铬细胞瘤、库欣综合征、甲状旁腺功能亢进、主动脉缩窄、颅内肿瘤等。对老年患者要特别注意筛查继发性原因，尤其是慢性肾功能不全和肾动脉狭窄。在原因不明的顽固性高血压患者中，阻塞性睡眠呼吸暂停综合征占有很大比例。

经过上述筛查，纠正生活方式因素和药物因素，针对继发性原因进行治疗，可以使多数顽固性高血压患者降压治疗达标。必要时应对原来的降压治疗方案进行调整，如应用长效噻嗪类利尿剂（氯噻酮）控制血容量；对心率偏快者应用 β 受体阻滞剂、兼有 α 和 β 作用的阻滞剂、非二氢吡啶类 CCB 等药物减慢心率；注意改善睡眠、减少焦虑等。

上面提到这么多药物名称和疾病名称，如果读者不是学医的，又很关心顽固性高血压的问题，建议找医生作一次咨询，以便筛查上述影响降压治疗的因素。

第十节　提倡家庭血压监测

降压治疗是长期的过程，在这个过程中，要定期评价疗效，以便必要时对治疗方案进行调整。在进行定期评价时，如果患者能提供前一阶段血压测量数据，对医生做出正确的判断会有很大的帮助。因此，国内外专家一致提倡高血压患者学会家庭血压监测。

家中的环境使患者轻松自然，家庭监测的血压数据更为可靠，可有效避免"白大衣高血压"现象，这是好处之一；再者，家中定时检测血压（每天固定时间监测1~3次），规律性更好，监测数据有更大的参考价值；第三，家庭血压监测省时、省力、成本低，并且有利于患者与医生之间的互动。

你可能会问，24小时动态血压监测不是更好吗？我们说，24小时动态血压监测虽然重要，但是它也不能取代家庭血压监测。实际上，在接受24小时动态血压监测的过程中，患者的生活状态和心理受到一定程度的干扰，对睡眠的干扰尤其明显。因此，动态血压监测的结果并不完全可靠。有研究证明，24小时动态血压监测的结果，在部分患者中夸大了夜间高血压的严重程度。

家庭血压监测，推荐采用符合国际验证标准的"示波法血压计"，俗称电子血压计。测量的标准部位是上臂，袖带气囊的长度应达到臂围的80%、宽度至少达到臂围的40%。如果袖带与臂围不匹配，尤其是袖带过小，会造成测量值过高的假象。患者一般应采取坐位进行测量，测量前至少休息5分钟。

对于新诊断的高血压患者，在制订治疗方案之前，每天家中监测血压

2~3次（应包括晨间和夜间），连续一周，这是最好不过的。这一周的监测数据，对医生做出正确的治疗决策有很大的帮助。

我们在上文中刚刚提到，开始服用降压药物的4周非常关键。在这段时期，家庭血压监测对于确保平稳降压、确定治疗方案和治疗目标有重要意义。

在治疗过程中，每当对治疗方案做出调整时，调整前后1~2周也应该要求每天监测血压2~3次，这有助于医生做出决策和评价疗效。

血压达标以后，就不一定继续要求每天多次监测血压了，只要每天1次或每周数次监测即可。不必要的频繁监测血压可能引起精神紧张，反而不利于血压控制。此外，患者不可以仅仅根据家庭监测结果而频繁地改变用药，应该咨询医师，根据阶段性监测结果做出评价。

第十章

糖尿病那些事儿

第一节　糖尿病，一个沉重的话题

近三四十年，糖尿病患者越来越多。杨文英等于2007~2008年进行的一项全国性研究表明，在我国20岁以上人口中，糖尿病患病率9.7%，糖尿病前期患病率15.5%，这意味着目前我国约有1亿人患糖尿病，1.5亿人处于糖尿病前期。年轻的读者可以请教一下你们的长辈，他们年轻的时候哪里见过这么多糖尿病患者？

谈心脑血管疾病，不能不谈糖尿病。请读者结合本书前面的内容想一想，许多地方都涉及糖尿病：糖尿病是最重要的心脑血管疾病危险因素之一；血脂异常患者如果合并糖尿病，他的危险级别就提高，治疗目标就要从严；高血压患者如果合并糖尿病，他的危险级别也随之提高，治疗目标也要从严。其实还不止这些，无论是心肌梗死患者还是脑卒中患者，如果合并糖尿病，他的危险程度就增高，预后也更差。

换一个角度来说，在心脑血管疾病患者中，合并糖尿病者所占比例较一般人群要大得多。2005 年中国心脏病调查结果显示，冠心病患者中 77% 合并高血糖。糖尿病与肾脏损害的关系更是触目惊心，糖尿病患者中 47.5% 发生糖尿病肾病；糖尿病肾病患者进展为肾功能衰竭的速度是其他肾脏病的 14 倍；目前，糖尿病肾病已经成为导致终末期肾脏病的主要病因。可见，*糖尿病与心脑血管疾病有不解之缘，你完全可以这样理解：糖尿病也是心血管病。*

第二节　血糖的来龙去脉

血液中含有的葡萄糖称为血糖。生理情况下，每 100 ml 血液中含有葡萄糖 90 mg 左右。国内一般采用法定计量单位表示，就是每升血液中含有葡萄糖 5 毫摩尔（5 mmol/L）左右。

血糖的高低不是固定的，而是不断变化的。饥饿时会低一些，进餐后会高一些；应激情况下（如参加比赛、受到惊吓、创伤、急性感染等），尽管没有进餐，血糖也会升高。

对于正常的人，血糖变化有一定的范围。临床上一般采用三种状态下的血糖检测值来描述血糖的高低：空腹 8 小时以上采集血液标本所测定的血糖，称为空腹血糖（FBG）；从进餐开始计时，到 2 小时采集血液标本所测定的血糖，称为餐后 2 小时血糖（2HBG 或 PBG）；任意时间采集血液标本所测定的血糖，称为随机血糖。我国成年人的血糖参考范围如下：

空腹血糖（FBG）3.9~6.1 mmol/L；

餐后 2 小时血糖（2HBG）3.9~7.8 mmol/L。

　　血糖是从哪里来的？主要有三个来源。一是从肠道直接吸收入血；二是从体内的"仓库"中动员入血；三是通过肝脏的糖异生作用，从氨基酸等其他营养物质转化而来。

　　我们吃进去的碳水化合物，在肠道中转化为葡萄糖，经小肠黏膜吸收入血，这个过程很快。因此，餐后血糖迅速升高，半小时至1小时达到高峰，2小时基本恢复到空腹水平。这些葡萄糖到哪里去了？一部分被全身各处的细胞摄取利用，作为燃料供能，或者作为原料合成其他物质；另外一部分被储存到"仓库"里去了。仓库在哪里？主要在肝脏和肌肉组织。暂时不需要的葡萄糖在肝脏和肌肉组织中被包装成糖原，分别称为肝糖原和肌糖原。当血液中需要补充葡萄糖的时候，这些糖原可以被重新动员入血。

　　那么，血糖是不是可以自由地来去，愿意到哪里就到哪里呢？不是的。体内有复杂的生理调节机制，指挥血糖的来去。这些调节机制中，最主要的是胰岛素和胰高血糖素。这两种激素的作用相反，胰岛素促进"合成代谢"，使血糖降低；胰高血糖素促进"分解代谢"，使血糖升高。它们互相矛盾又互相协作，共同指挥糖、脂肪和蛋白质的新陈代谢，维持血糖正常水平。

第三节　血糖的指挥官：胰岛素和胰高血糖素

　　胰岛素和胰高血糖素都是由胰岛制造和分泌的。你知道胰腺吧，它位于腹腔内，是一个重要的脏器。胰腺中有一些像岛屿一样分布的特殊组织，叫作胰岛。构成胰岛的细胞主要有A细胞和B细胞，A细胞负责分泌胰高血糖素, B 细胞又称 β 细胞, 负责分泌胰岛素。

胰岛素是小分子蛋白质, 含有 51 个氨基酸; 胰高血糖素是多肽, 含有 29 个氨基酸。图 10-1 是人胰岛素的分子结构。

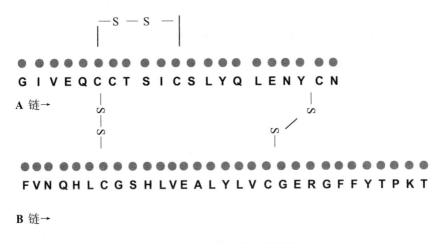

图 10-1　人胰岛素的分子结构

胰岛素促进合成代谢的作用包括:

(1) 调节糖代谢, 促进组织、细胞对葡萄糖的摄取和利用; 加速葡萄糖合成为糖原, 储存于肝脏和肌肉中; 促进葡萄糖转变为脂肪酸, 储存于脂肪组织; 抑制糖异生。这些作用均导致血糖水平下降。

(2) 调节脂肪代谢, 促进肝脏合成脂肪酸并转运到脂肪组织储存; 促进葡萄糖进入脂肪细胞, 用于合成脂肪酸和甘油三酯, 并储存于脂肪细胞中; 抑制脂肪酶的活性, 减少脂肪分解。

(3) 调节蛋白质代谢, 在蛋白质合成的各个环节上促进蛋白质的合成, 抑制蛋白质分解和肝脏的糖异生作用。

由此可见, 胰岛素真是太重要了。要是没有胰岛素, 糖、脂肪、蛋白质三大营养物质的新陈代谢都不能正常进行。

胰高血糖素促进分解代谢的作用包括:

（1）促进肝糖原快速分解进入血液，导致血糖快速升高。

（2）激活脂肪酶，促进脂肪分解，同时加强脂肪酸氧化，使酮体生成增多。

（3）加速氨基酸进入肝细胞，激活糖异生有关的酶系统，从而促进糖异生。

总而言之，当胰高血糖素分泌增多时，机体就会调动一切力量来升高血糖，增加燃料。不但调动储存的肝糖原，还分解脂肪充当燃料，甚至不惜分解蛋白质，通过糖异生作用转化为葡萄糖。

那么，胰岛素和胰高血糖素的分泌又受谁的指挥呢？人体生理机能真是太奇妙了，一方面，胰岛素和胰高血糖素是血糖的指挥官，另一方面，血糖水平又反过来影响胰岛素和胰高血糖素的分泌。当血糖水平升高时，胰岛素分泌增加，胰高血糖素分泌减少；当血糖水平降低时则相反，胰岛素分泌减少，胰高血糖素分泌增加。例如，当我们口服葡萄糖以后，血糖迅速升高，0.5~1小时达高峰；血液中的胰岛素水平也随之升高，也是0.5~1小时达高峰。当饥饿时，血液中的胰岛素水平较低，处于基础水平，而胰高血糖素的水平则较高。血糖与激素之间这种相互影响、相互制约的关系，保证了血糖相对稳定。

这里有必要简单解释一下胰岛素分泌的"时相"。正常情况下，胰岛B细胞经常保持少量的分泌，使血液中24小时保持一定的胰岛素水平，这叫作"基础分泌"。当人体从空腹状态进入就餐状态时，胰岛迅速做出反应，30分钟左右形成一个分泌高峰，以便应对进餐引起的血糖升高，这叫作"初相分泌"。高峰过后2~3小时，胰岛素分泌逐渐减少，但仍然维持在较高的水平，此为"晚相分泌"。此后随着时间的延长，胰岛素分泌逐渐恢复到基础状态。了解胰岛素分泌的这几个"时相"，对于下一步理解胰岛素制剂及降糖药物的作用有重要意义。

如果更深入地探讨,胰岛素还受神经系统和内分泌系统的调节,尤其是胃肠激素对胰岛素分泌的调节非常重要。例如,进餐可以促使小肠分泌一类多肽物质,这类物质随血液循环迅速到达胰岛,促进胰岛素分泌,生理学上称这类物质为肠促胰素。肠促胰素对胰岛素的调节发生在血糖升高之前,就是说,食物刚刚进入胃肠,胰岛素的分泌就开始增加了,这就为即将从小肠吸收的糖、氨基酸和脂肪酸的利用做好了准备。基于对肠促胰素的研究,现在已经开发出新型降糖药物利拉鲁肽和西格列汀等,初步显示出良好的临床应用前景,本书将在后文中介绍。

第四节 什么是糖尿病? 凭什么诊断糖尿病?

糖尿病是各种原因造成血糖水平异常升高的一类疾病。古代医生没有办法化验血糖,但是他们通过感官尝试发现患者尿甜,故称之为糖尿病。公元 6 世纪,我国隋朝甄立言医生最早发现糖尿病患者"尿甜如蜜";一千多年后,英国 Thomas Willis 医生有了同样的发现。在中医学,糖尿病属"消渴病"的范畴。

发生糖尿病的原因,一是胰岛 B 细胞分泌胰岛素不足,二是胰岛素不能正常地发挥作用(胰岛素抵抗),或者两者都有。至于为什么会发生胰岛素分泌不足和胰岛素抵抗,这就说来话长了,我们在下文将会逐步涉及。

糖尿病可以分为多种类型。目前统一采用 1999 年 WHO 推荐的糖尿病分型,根据病因分为 4 种类型:

(1)1 型糖尿病:胰岛 B 细胞损害,导致胰岛素绝对缺乏。

(2)2 型糖尿病:以胰岛素抵抗为主伴胰岛素分泌不足,或者以胰岛素分泌不足为主伴胰岛素抵抗。

（3）其他特殊类型糖尿病：遗传缺陷、胰腺疾病、内分泌疾病、药物、感染等因素造成。

（4）妊娠糖尿病。

2 型糖尿病占所有糖尿病患者的 90% 以上，也是目前流行趋势最为严重的疾病类型。我们平时所议论的糖尿病，几乎都是指 2 型糖尿病。因此，本章的内容也只涉及 2 型糖尿病。

2 型糖尿病多见于成年人，近 40 年有年轻化的趋势；多数患者肥胖或超重。起病缓慢，可以没有任何症状，常常在健康体检时被发现。有的患者出现口渴、多饮、多尿、体重锐减等症状，到医院就医而发现。还有的患者因为出现了严重的并发症而就诊，方才诊断为糖尿病，已经到了病程晚期。可见，糖尿病的诊断不能根据症状，而要根据检查结果。成年人每年体检都要查血糖，对筛查糖尿病很重要。如果有了症状才去看病，只能是"亡羊补牢"。

血糖水平增高到什么程度算糖尿病？就像高血压的诊断界限是人为划定的一样，糖尿病的诊断界限也是人为划定的。当然，这种人为划定是根据大量流行病学研究和临床研究资料做出决断的。目前我国以及其他多数国家实行 1999 年 WHO 糖尿病诊断标准，如表 10-1 所示。

表 10-1　糖尿病诊断标准

	静脉血浆的血糖浓度（mmol/L）		
	空　腹		口服 75 g 葡萄糖后 2 小时
正常	< 6.1		< 7.8
空腹血糖受损（IFG）	≥ 6.1 ~ < 7.0	及	< 7.8
糖耐量减低（IGT）	< 7.0	及	≥ 7.8 ~ < 11.1
糖尿病（DM）	≥ 7.0	及 / 或	≥ 11.1

如表10-1所示，判断血糖水平是否正常，不但要看空腹血糖，还要看餐后2小时血糖。两者中只要有一项超过界限，就应诊断糖尿病。

在正常血糖水平与糖尿病诊断界限之间，有两种中间状态，分别称为空腹血糖受损（IFG）和糖耐量减低（IGT）。前者空腹血糖偏高，后者餐后血糖偏高，但均未达到糖尿病诊断界限。这两种状态一般被称为"糖尿病前期"。被判定为IFG或IGT的患者，发展为糖尿病的可能性非常大；如果在IFG或IGT阶段采取积极的预防措施，则可以避免发展为糖尿病，或者大大延缓发展为糖尿病。

正常血糖水平、糖尿病前期和糖尿病三者的界限，可以用一个数轴来表达，看上去更直观（图10-2）。

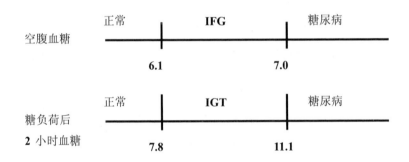

图10-2　正常血糖、糖尿病前期和糖尿病三者的界限

（单位：mmol/L，IFG：空腹血糖受损，IGT：糖耐量减低）

必须承认，现行的糖尿病诊断标准并不理想。糖尿病是一种慢性高血糖状态，而空腹血糖（FBG）和餐后2小时血糖（2HBG）只是两个时间点的血糖水平，并不能客观地反映慢性高血糖状态；FBG和2HBG的日间波动较大，比如说今天和明天测定的结果可能存在较大差别；此外，被检测者的生理状态变化（情绪、运动、应激反应）可能引起暂时性血糖升高，从而导致误诊。

　　理想的诊断指标，应能客观反映慢性高血糖状态，检测方法简单，结果稳定，日间波动小，相对不受应激状态的影响。糖化血红蛋白（HbA1c）看上去比较符合这些要求。因此，2009 年欧美专家推荐将糖化血红蛋白作为糖尿病诊断的新指标，即 HbA1c ≥ 6.5%，应诊断为糖尿病。

　　血液中的红细胞长期"浸泡"在血浆中，部分血红蛋白与葡萄糖发生化学反应，变成糖化血红蛋白。高血糖持续时间越长，糖化血红蛋白百分比越高，两者呈正相关。糖化血红蛋白一旦生成，就不可逆转，直到承载糖化血红蛋白的红细胞衰老死亡、被分解掉，才会消除。由于红细胞的平均寿命为 120 天左右，因此糖化血红蛋白可以反映过去两三个月是否为慢性高血糖状态。

　　目前糖化血红蛋白主要作为评价血糖控制状况的指标。一般要求糖尿病患者每季度监测糖化血红蛋白一次，如果检测结果在 7.0% 以下，说明过去三个月总体上控制较好；如果在 6.5% 以下，则更为理想；如果在 7.0% 以上，则说明总体控制不理想。至于是否把 HbA1c ≥ 6.5% 作为糖尿病诊断标准，目前国内专家尚未达成一致意见。主要原因是目前检测 HbA1c 的方法还不统一，采用不同方法检测的结果有较大的差异。

第五节　高血糖为什么"有毒"？

　　通过上面的叙述我们已经知道，血糖浓度在一定范围内波动是允许的，但不能太高，也不能太低，否则正常的生理功能就不能维持。低血糖和高血糖都会对身体造成很大的危害。

低血糖是糖尿病急性并发症之一，发生率很高，也是造成糖尿病患者死亡的重要原因。糖尿病患者在治疗过程中因用药不合理、用药方法不当，过量饮酒，或者就餐、运动与用药配合不当等，均容易发生低血糖。血糖是神经细胞能量的主要来源，而神经细胞没有糖原储备，所需能量直接依赖血糖提供，因此低血糖可立即引起神经系统功能障碍。患者首先感觉饥饿难耐、软弱无力，并出现交感神经兴奋的表现，如心悸、震颤、出汗、面色苍白等；接着出现一系列中枢神经功能紊乱的表现，如恐惧、头晕、嗜睡、语言困难、视力障碍等，如不及时救治，可发展到血压下降、昏迷，直至死亡。

高血糖的危害则分为两个方面，一是急性的危害，一是慢性的、持续的危害。

严重的高血糖可诱发三种急性并发症：糖尿病酮症酸中毒、非酮症高渗性昏迷、糖尿病乳酸酸中毒。这些并发症都很紧急、很严重，死亡率很高。在医疗条件较差的地区，这些并发症很常见。有些患者甚至从来不知道自己有糖尿病，因发生昏迷而就医，方诊断为糖尿病。随着医疗条件的改善，特别是随着胰岛素的应用，目前上述三种急性并发症的发病率和死亡率已明显降低，本书不拟展开讨论。下面着重介绍一下高血糖的慢性并发症，因为这是对广大糖尿病患者危害最大的问题。

长期、持续的高血糖通过损害大小血管，对全身各个组织器官都造成严重危害。医学专家形象地把高血糖的慢性危害称为"糖毒性"，就是说，慢性、持续的高血糖使患者慢慢地"中毒"。对于这个问题，我们可以分为两步来理解。首先从浅显的、通俗的层面去理解，然后再深入一步，从病理生理学层面上去理解。

首先让我们从通俗的层面上看。慢性、持续的高血糖在体内发生一系列生物化学反应，产生多种有害物质，破坏细胞的正常结构，干扰细胞的生理功能，这就是"糖毒性"。这种干扰和破坏，最大的受害者就是心血管系统，无论是心脏、大血管、小血管、微血管都受害。为什么说糖尿病也是心血管病？道理就在这里。请你想象一下，全身的血管长期"浸泡"在高血糖中，高血糖本身及其产生的有害物质不断地侵蚀和破坏血管内皮细胞、平滑肌细胞以及血管壁的胶原蛋白，久而久之，血管必然发生病变。大血管受到损害，为坏胆固醇（LDL-C）侵入内皮下提供了条件，促进动脉粥样硬化，发生冠心病、心肌梗死、脑卒中、肾动脉狭窄、肢体缺血坏死等；小血管和微血管受到损害，引起糖尿病肾病、视网膜病变、心肌病变、周围神经病变等。血管系统的分布遍及全身，糖尿病的慢性并发症也就遍及全身。

由此可见，得了糖尿病如果不认真治疗，到头来只有两条路，一是死亡，一是致残。死亡的原因一是急性并发症，就是前文提到的低血糖、糖尿病酮症酸中毒、非酮症高渗性昏迷和糖尿病乳酸酸中毒；二是心肌梗死、心力衰竭、脑卒中、肾功能衰竭等造成的死亡。许多慢性并发症可以致残，如反复脑卒中造成血管性痴呆，视网膜病变导致失明，还有糖尿病心肌病、慢性肾功能不全、缺血性肢体坏死、周围神经病变、糖尿病胃肠功能障碍、白内障等，都可以致残。当然，如果发现糖尿病就早期治疗、认真治疗、坚持长期治疗，就可以不走致死、致残这两条路，和正常人一样长寿，享受幸福的人生。

深入一步来解释"糖毒性"，涉及细胞水平和分子水平上的病理生理机制。目前的实验研究资料初步揭示"糖毒性"与以下病理生理作用有关，这里仅简略介绍。

第一，持续高血糖催生大量有害的"蛋白糖基化终末产物"（AGE）。这些 AGE 一旦形成便不会消除，并且随着高血糖持续时间的延长而逐渐堆积，导致血管、神经等组织的病变。

AGE 破坏基质蛋白，从而破坏细胞之间的正常连接，损害血管、神经的组织结构。基质蛋白无处不在，它维系细胞与细胞之间的正常关系，是血管壁弹力层、肾小球基膜、神经髓鞘、皮肤胶原、眼睛的晶状体等重要组织器官的主要构成成分。AGE 与基质蛋白发生反应，改变了基质蛋白的三维结构，直接影响细胞功能；同时，基质蛋白与 AGE 结合以后，不能正常地进行新陈代谢，便会迅速老化，造成小血管和微血管硬化，肾小球硬化，血管壁弹性降低，神经髓鞘破坏，白内障形成等。

实验研究发现，体内多种细胞的细胞膜上有 AGE 的特异性受体，如单核细胞、巨噬细胞、血管内皮细胞、肾小球系膜细胞、平滑肌细胞以及神经细胞等。AGE 与特异性受体结合，诱导这些细胞产生一系列细胞介质，促进炎症反应，进而促进动脉硬化和血管并发症的发生。

第二，人体部分组织中的葡萄糖代谢存在多元醇途径，这些组织包括肾脏、周围神经、红细胞、晶状体、角膜、视网膜等。持续高血糖使这些组织中的醛糖还原酶（AR）被激活，AR 使葡萄糖还原为山梨醇，造成细胞内山梨醇积聚。山梨醇积聚导致细胞内高渗和水肿状态，直接损害细胞结构与功能，最终引起组织器官不可逆的病理损害与功能紊乱。糖尿病患者的常见并发症如肾病、周围神经病变、视网膜病变、白内障等，与上述病理生理机制有密切关系。

第三，持续高血糖可使细胞内二酯酰甘油（DAG）合成增加，后者进一步激活蛋白激酶 C（PKC）。DAG-PKC 通路的激活，造成细胞内信息传递异常，进而导致血管壁基质增生、内皮细胞功能紊乱、血管通透性改变、微循环血流障碍等。这些改变在肾脏、心脏、肝脏、视网膜、外周动脉及周围神经的微血管都得到实验研究证实，是糖尿病慢性并发症的重要病理生理基础。

第四，持续高血糖引发体内氧化应激反应，与糖尿病慢性并发症的发生和发展有密切关系。正常情况下，体内产生各种抗氧化酶，如超氧化物歧化酶（SOD）、还原型谷胱甘肽氧化酶、过氧化氢酶等，这些抗氧化酶构成一个强大的抗氧化系统，不断清除氧自由基。但是，持续高血糖使这些抗氧化酶发生"糖基化"，造成机体对自由基的清除功能减弱，也是糖尿病氧化应激反应增加的重要原因。氧化应激反应的活跃，不但直接损害血管内皮细胞、损害重要组织和器官，还会促进坏胆固醇（LDL-C）氧化，加剧动脉粥样硬化形成，使粥样斑块发生炎症反应，成为危险的"不稳定斑块"，诱发急性血管事件。

说到底，糖尿病防治的根本途径还是早发现、早治疗，尽早使血糖控制达标，不允许"持续高血糖"存在。没有持续高血糖存在，也就不会有"糖毒性"，上述病理生理过程也就无从发生，把糖尿病慢性并发症杜绝在发生之前。

第六节　糖尿病是怎样发生的?

2型糖尿病的发生有两个原因，一是胰岛B细胞功能障碍，所分泌的胰岛素减少，不足以维持正常代谢需要；二是"胰岛素抵抗"，就是说胰岛素不能正常地发挥作用。在2型糖尿病患者身上，常常上述两个原因都存在，只不过在不同的患者以及疾病发展的不同阶段有所侧重。

胰岛B细胞功能障碍，所分泌的胰岛素不足，这比较容易理解；"胰岛素抵抗"这个概念则比较复杂，这里初步解释一下。

胰岛素所作用的细胞叫作靶细胞，如肝细胞、脂肪细胞、肌肉细胞等。靶细胞的细胞膜上存在特异性胰岛素受体。胰岛素与受体结合，触发一系列生物化学信号;信号向细胞内传递,再进一步触发细胞内的生物化学反应,至此才算完成了胰岛素的使命。因此,要想发挥胰岛素的生物效应,不仅要求胰岛素的数量和质量正常,还必须有正常的受体。受体的数量、质量、亲和力,以及胰岛素与受体结合后的信号传递、细胞内的生物化学反应,这一系列过程都会影响胰岛素的生物效应。我们可以这样理解,"胰岛素抵抗"就是胰岛素不能正常地发挥作用,缺乏战斗力。

　　造成胰岛素抵抗的原因有三个层面,一是"受体前水平",即胰岛素本身结构不正常,质量有问题,是由于负责胰岛素合成的基因发生突变而引起的;二是受体水平,即受体的数量减少或者受体的功能不正常;三是受体后水平,即胰岛素与受体结合以后不能进行正常的信号传递,或者细胞内不能根据传递的信号发生相应的生物化学反应。

　　你可能会进一步提出问题:胰岛素抵抗和胰岛 B 细胞功能障碍又是怎样发生的呢?这是遗传因素和多种环境因素相互作用的结果。

　　遗传因素:流行病学研究结果表明,2 型糖尿病有明显的遗传倾向,表现在 2 型糖尿病的家庭聚集现象。较大比例的 2 型糖尿病患者有阳性家族史,但文献报道有很大差异,为 8.7%~50%。国内的研究还发现,母亲患 2 型糖尿病者,其后代发病的机会比父亲患 2 型糖尿病者高 1 倍。遗传因素难以解释 2 型糖尿病发病率近几十年在全世界急剧增长的现象。把 2 型糖尿病发病的遗传因素称为"遗传易感性"可能更恰当,这就是说,部分人的身上存在 2 型糖尿病的遗传背景,在一定的环境因素作用下他们更容易患病。

　　环境因素:生活方式改变(热量摄入过多和体力活动减少)是诱发 2 型糖尿病的主要环境因素。肥胖,尤其是腹型肥胖,与 2 型糖尿病的发生显著相关。研究发现,2 型糖尿病患者的子女中,肥胖个体患糖尿病的可能性更高,这提示遗传易感性和环境因素协同作用,增加糖尿病发病危险。吸烟也是诱发糖尿病的危险因素，研究发现，长期吸烟者（每天吸烟16 支以上）与不吸烟者比较，在平衡其他因素以后，前者发生糖尿病的危险是后者的 2.7 倍。此外有研究发现，生命早期营养不良（宫内营养不良、出生时低体重）可能是成年后发生糖尿病的重要因素。生命早期营养缺乏可能造成胰岛 B 细胞发育障碍和体内脂肪细胞数量减少，成年后在食物供给充分的条件下，一方面发育不良的胰岛 B 细胞不能分泌足够的胰岛素满足代谢需要，另一方面发生脂肪细胞肥大和异位脂肪堆积，加重胰岛素抵抗，从而发生糖尿病。

胰岛素抵抗和胰岛 B 细胞功能障碍在 2 型糖尿病的发生过程中孰先孰后，哪个是初始动因？根据临床观察，多数学者认为胰岛素抵抗在 2 型糖尿病诊断之前多年就已经存在，后来逐步发生胰岛 B 细胞功能障碍，进展到糖耐量减低和 2 型糖尿病。

当多食或缺乏体力活动造成营养过剩时，胰岛 B 细胞代偿性地增加胰岛素分泌，导致胰岛素长时间处于高水平。高水平的胰岛素促使过剩的能量物质转化为脂肪。当体内的脂肪（尤其是异位脂肪）积累到一定程度，会不断地产生各种有害的中间代谢产物，造成体内氧化应激反应活跃，致使胰岛素受体敏感性降低，发生胰岛素抵抗。

持续的高胰岛素水平、肥胖、异位脂肪积聚及氧化应激增强，共同造成胰岛素受体数量减少、功能降低，胰岛素抵抗越来越明显，导致血糖利用障碍，血糖水平升高。升高的血糖水平进一步刺激胰岛素分泌，形成恶性循环。为了维持血糖水平稳定，胰岛 B 细胞不得不分泌更多的胰岛素，久而久之，终于不堪重负，发生功能障碍。当代偿性的胰岛素分泌增加不能与胰岛素抵抗相抗衡时，血糖水平显著增高，便发展到糖尿病阶段。

第二次世界大战以后，2 型糖尿病首先在欧美发达国家出现流行趋势；近 40 年来，在中国、印度等发展中国家出现了更加严重的流行趋势。现在，我们可以对这种现象作出合理的解释：环境因素改变对 2 型糖尿病流行起着推波助澜的作用。对于同一个民族、同一个国家，人群的遗传易感性是相对稳定的，而环境因素的改变却可以迅速而剧烈。就以我国为例，40 年前我国经济发展水平较低，对于绝大多数人来说，并不存在能量摄入过多和体力活动过少的问题。人群中那些具有遗传易感性的个体，大多数不具备发生 2 型糖尿病的环境条件。改革开放 40 年来，随着社会财富的积累、人均收入的增长、机械化和自动化程度的提高，能量摄入过多和体力活动不足成为一种普遍的生活方式。于是，人群中那些具有遗传易感性的个体，大多数具备了发生 2 型糖尿病的环境条件。遗传易感性与不良生活方式协同作战，使 2 型糖尿病的流行"如鱼得水"，大行其道。

第七节　血糖控制越早越好

> 从胰岛素抵抗到糖耐量减低，再到 2 型糖尿病，这是一个漫长的发展过程。

最初，随着胰岛素抵抗的发生，胰岛 B 细胞处于亢奋状态，通过分泌更多的胰岛素来克服胰岛素抵抗，以维持正常的血糖水平。在这个发展阶段，如能及时纠正不良生活方式（减少能量摄入，增加体力活动），完全有可能减轻或消除胰岛素抵抗，防止 2 型糖尿病的发生。

如果环境因素未得到纠正，胰岛素抵抗继续发展，胰岛 B 细胞长期亢奋，必将发生功能障碍，以致无力维持正常的血糖水平，发展到糖耐量受损阶段。这一阶段被称为"糖尿病前期"，患者已经表现出血糖轻度升高（参见图10-2），只不过尚未达到糖尿病诊断界限。在这个发展阶段，持续的高血糖状态已经对全身的组织和器官造成了损害。但由于血糖水平还不是很高，"糖毒性"作用还不是很显著，因此组织器官损害程度较轻。如能在这个发展阶段及时采取防治措施，改变生活方式，配合必要的药物治疗，仍然可以延缓甚至逆转病情发展，防止发生永久性的组织器官损害。

如果在糖尿病前期仍然不采取防治措施，胰岛素抵抗和B细胞功能障碍将进一步加重，血糖水平继续升高，逐步发展到糖尿病阶段。我们在前文曾经提到，糖尿病诊断标准中的血糖界限是人为划定的，实际上在糖尿病前期与糖尿病之间并不存在一个截然的分水岭。在糖尿病的发展进程中，胰岛B细胞功能障碍很早就出现，并逐步加重。著名的英国前瞻性糖尿病研究（UKPDS研究）显示，在作出2型糖尿病诊断之前，胰岛B细胞的进行性衰减已经持续了12年。随着血糖水平逐渐升高，持续高血糖对组织器官造成的损害逐渐积累，最终发展到不可逆转。

由此可见，对于糖尿病易感群体，应该在出现胰岛素抵抗、血糖水平尚属正常的阶段就开始采取预防措施，这才是最理想的。但是这很难做到，因为筛查糖尿病易感群体并不是一件容易的事情。实际上，全民普及健康知识，尤其是在青少年中推行健康生活方式，也就是在这个最理想的层面上实施预防。

其次，就是要在糖尿病前期及时发现、及时采取防治措施。我国学者于20世纪80年代在大庆市进行了一项十分有意义的研究，被称为"大庆研究"，在国际上产生了重要影响。当时大庆属于我国"先富起来"的地区，较早出现明显的糖尿病流行趋势。该研究首先通过筛查，确定糖耐量减低的人群，将他们随机分为对照组和试验组。接着，对试验组进行规范的生活方式干预（科学饮食和规律的体育锻炼），连续 6 年（1986~1992）。结果显示，试验组糖尿病发生率比对照组低 51%。干预结束后继续跟踪随访 14 年，令人惊讶的是，到随访终点，试验组糖尿病发生率仍然比对照组降低 43%；试验组发生糖尿病者，其发病时间显著推迟了平均 3.6 年。"大庆研究"首次证明了生活方式干预对糖尿病预防有显著意义；它同时还证明，14 年前所进行的生活方式干预，我们的身体直到 14 年后仍然还能"记忆"，专家们形象地称之为"代谢记忆"。

对于已经诊断 2 型糖尿病的患者，血糖控制达标越早越好。但是很可惜，多数糖尿病患者并没有得到及时诊断和治疗。许多患者在开始接受治疗时，已经经历了数年的高血糖状态，组织和器官已经受到不可弥补的损害；有的患者因为发生了严重并发症才去看医生，至于什么时候得了糖尿病根本无从查证。病情发展到这个阶段，控制血糖达标当然也很重要，但毕竟是"亡羊补牢"，只能防止糖毒性继续造成新的损害，而对于过去已经造成的损害，在很大程度上却无能为力。这种现象也是一种"代谢记忆"。

为什么会发生代谢记忆？持续高血糖造成体内蛋白糖基化终末产物（AGE）堆积、氧化应激增强、细胞功能障碍、神经组织损害、小血管硬化等病理改变。这些改变是长期形成的，有些改变甚至是不可逆转的。有专家提出，线粒体在"代谢记忆"效应中可能发挥重要作用。线粒体是细胞的"呼吸器"，负责细胞的能量代谢。持续高血糖致使线粒体蛋白"糖基化"，产生过量超氧化物，从而促进氧化应激反应，损害重要组织和器官，造成糖尿病并发症。即便是血糖水平已经控制到正常，早先被"糖基化"的线粒体还在继续产生过量超氧化物，继续造成组织器官损害。

因此，糖尿病防治一定要早下手，我这里给读者朋友几点建议。

首先要衡量一下自己是否属于糖尿病易感人群中的成员。怎样衡量呢？我们将在"你是代谢综合征患者吗？"一章中进行介绍。经过衡量，如果发现自己是糖尿病易感人群中的成员，那么你的体内极有可能存在胰岛素抵抗，你必须立即着手改善生活方式，绝不能等待血糖水平升高了以后再下手；改善生活方式还必须坚持终生，不能三天打鱼两天晒网。

第二，所有的成年人每年应进行一次体格检查，检查内容不能省略了身高、体重、腰围、血压、血脂、空腹血糖；如果你比较肥胖、腰围超标或者血压偏高，最好补充检查餐后2小时血糖。这样做的目的在于及时发现糖耐量减低，以便在糖尿病前期或者更早的阶段着手采取防治措施。只要这样做了，你体内的新陈代谢会"记住"你的好，不会亏待你。

第三，一旦发现自己的血糖水平达到了糖尿病诊断标准，要立即开始治疗，不能等待，不能怀有侥幸心理，绝不能容忍高血糖持续存在。血糖水平越高、持续时间越久，"代谢记忆"就越强化，体内重要组织和器官受害也就越严重。

第八节　学会管理自己的血糖

对于2型糖尿病患者来说，什么事情最重要？找一位好医生，寻求一个合理的治疗方案，这固然很重要，但更重要的是学会管理自己的血糖。要逐步学习、掌握糖尿病相关知识，主动参与治疗方案的制定、实施和调整，而且要长期坚持下去。总之，要不断地学习。

首先，要理解糖尿病是一种终生疾病，必须坚持长期治疗。治疗目标是把血糖控制在正常水平，消除"糖毒性"危害，保护胰岛 B 细胞，保护重要靶器官，预防并发症。2 型糖尿病漫长的病程中，胰岛 B 细胞功能逐年衰减，因此在大多数情况下，没有一个治疗方案可以一成不变地长期实施。了解这一点很重要，这会促使你主动地配合医生对自己的病情进行阶段性评估，及时对治疗方案做出合理的调整。

第二，了解糖尿病治疗的"三要素"：饮食、运动、药物，三个要素缺一不可。通过学习，掌握饮食与运动、饮食与药物的相互关系，协调好三者的关系，才能管理好自己的血糖。

饮食治疗的原则是定时进食、定量进食、结构合理。既要控制摄入的总热量，又要保障基本营养素。要学习掌握各种食物的"血糖指数"和"血糖负荷"。

血糖指数是指食物被吃进去以后，引起血糖变化的速度和幅度。血糖指数在很大程度上取决于食物中的糖类被消化和吸收的速度。凡是在消化道停留时间短、能迅速释放出葡萄糖并迅速被吸收的食物，其血糖指数就高；反之，血糖指数就低。无淀粉水果和蔬菜的血糖指数较低，全谷物和豆类的血糖指数中等，精制谷物的血糖指数较高。在食物搭配中应适当减少高血糖指数食物所占的比例。

血糖负荷是指血糖指数与食物中糖类含量的乘积，反映食物增高餐后血糖的能力。比如说 100 g 馒头与 50 g 馒头比较，虽然它们的血糖指数相同，但 100 g 馒头的血糖负荷肯定比 50 g 馒头高，你应该吃多少必须掂量掂量。再比如同样是重 100 g 的全麦馒头与精面馒头比较，虽然两者糖含量差不多，但全麦馒头的血糖指数较低，它的血糖负荷也就较低。

运动疗法的重要性，怎么强调都不过分。糖尿病患者应该明白一个道理：充分调动肌肉系统的活力，能帮助你降低血糖、减轻胰岛素抵抗。人体在休息状态下，骨骼肌很少利用葡萄糖，能量消耗主要来自游离脂肪酸的氧化分解。随着运动强度的提高，葡萄糖氧化供能的比例逐渐增加，骨骼肌细胞不断地摄取血糖，并消耗储存的肝糖原。运动持续 30 分钟以后，血糖开始下降。运动结束后，肌肉和肝脏还会继续从血液中吸收大量的葡萄糖，转变为肌糖原和肝糖原，使血糖持续下降。

一般认为，中等强度运动的降糖作用可以持续 12 小时左右。因此，运动可以与药物协同，减少胰岛素或者降糖药物的用量。此外，运动有利于减轻肥胖患者的体重，减轻胰岛素抵抗，改善血脂异常，增强心肺功能，预防骨质疏松，缓解心理压力。这样的好事何乐而不为？不过，运动也要讲究科学，不能蛮干。要选择中等强度的运动，运动时间最好安排在餐后 1 小时，每次持续 20~30 分钟。患者最好咨询医师，根据个体情况制定合理的运动处方。这方面同样需要学习。

第三，学习药物治疗的相关知识，尤其是药物的作用原理、使用方法、不良反应等。对自己所使用的药物做到心中有数。

第四，自我血糖监测和评估。凡是有学习能力的糖尿病患者，都应学习和实施自我血糖监测。对于不能胜任自我监测的患者，这个任务由其照顾人员承担。自我血糖监测很重要，有三个理由：其一，有利于患者与医生共同参与糖尿病管理，帮助医生评价疗效、及时发现血糖异常情况，及时调整治疗方案；其二，有利于患者更好地协调饮食、运动和药物治疗之间的关系，及时对生活方式做出合理的调整；其三，有利于患者更好地学习糖尿病知识，提高糖尿病教育的效果。帮助患者学习掌握自我血糖监测和评估方法，是医务人员的责任。

自我血糖监测的方法必须个体化，医生应根据患者的病情、使用的药物、临床评估的需要等，为患者确定具体方案。国际糖尿病联盟（IDF）于 2009 年发布了《非胰岛素治疗的 2 型糖尿病患者自我血糖监测指南》，首次提出了规范的建议。根据该指南，自我血糖监测方案可分为三种，一是"强化"的血糖监测方案，二是"一般"情况之下的血糖监测方案，三是特殊情况之下的血糖监测方案。

"强化"的血糖监测方案用于下列情况：最初实施治疗方案阶段、治疗方案的调整期、生活规律发生重要改变、出现低血糖症状、发生感染或应激、发现糖化血红蛋白升高、怀孕或计划怀孕，以及医生认为有必要了解更多的信息时。"强化"血糖监测方案一般要求在一周中连续三天进行 5 点或 7 点血糖监测（表 10-2，表 10-3）；也可采用间隔测定法，即在一周中每天测定一次餐前和餐后血糖，按照首日测定早餐，次日测定午餐、第三日测定晚餐的顺序监测一周（表 10-4）。

表 10-2 五点法血糖自我监测

	早餐前	早餐后	午餐前	午餐后	晚餐前	晚餐后	睡前
周一至周二							
周三	×	×		×	×	×	
周四	×	×		×	×	×	
周五	×	×		×	×	×	
周六至周日							

表 10-3 七点法血糖自我监测

	早餐前	早餐后	午餐前	午餐后	晚餐前	晚餐后	睡前
周一至周二							
周三	×	×	×	×	×	×	×
周四	×	×	×	×	×	×	×
周五	×	×	×	×	×	×	×
周六至周日							

表 10-4 间隔法血糖自我监测

	早餐前	早餐后	午餐前	午餐后	晚餐前	晚餐后	睡前
周一	×	×					
周二			×	×			
周三					×	×	
周四	×	×					
周五			×	×			
周六					×	×	
周日	×	×					

　　"一般"情况之下的血糖监测方案,建议采用基于进餐的监测方法,即每周监测 3 次餐前和餐后血糖,通常选择在 2 个工作日和 1 个周末(表 10-5);如果血糖控制比较稳定,监测时间间隔可适当延长。

表 10-5 基于进餐的血糖自我监测

	早餐前	早餐后	午餐前	午餐后	晚餐前	晚餐后	睡前
周一	×	×					
周二							
周三			×	×			
周四至周五							
周六					×	×	
周日							

　　"特殊情况"主要指出现空腹高血糖或出现无症状性低血糖时,对血糖监测的特殊要求。对于空腹高血糖患者,应在 1 周中监测睡前和次日空腹血糖,可安排在周一、三、五监测睡前血糖,周二、四、六监测早晨空

腹血糖（表 10-6）。对于出现无症状性低血糖的患者，应注意监测下一餐前的血糖，以便根据监测结果调整用药、饮食和运动，可在 1 周中安排周一、三、五监测午餐前和晚餐前血糖（表 10-7）。

表 10-6　出现空腹高血糖时的自我监测

	早餐前	早餐后	午餐前	午餐后	晚餐前	晚餐后	睡前
周一							×
周二	×						
周三							×
周四	×						
周五							×
周六	×						
周日							

表 10-7　出现无症状性低血糖时的自我监测

	早餐前	早餐后	午餐前	午餐后	晚餐前	晚餐后	睡前
周一			×		×		
周二							
周三			×		×		
周四							
周五			×		×		
周六至周日							

　　糖尿病患者应建立血糖管理档案，认真记录饮食、运动、用药情况以及血糖自我监测结果，每次复诊时提供给医生参考，以期做出合理的阶段性评估。应在医务人员的指导下定期检查血糖仪的质量以及使用方法是否

正确，并进行校正。

第九节　降糖药物的分类

　　大多数 2 型糖尿病患者在饮食、运动治疗的同时，需要配合药物治疗才能达到良好的血糖控制，预防并发症。药物的选择必须个体化，患者的年龄、病程、血糖水平、胰岛素分泌水平、是否肥胖、并发症情况、合并存在的疾病，甚至患者的生活方式、文化程度、学习能力等，都是必须考虑的因素。因此，患者绝不能随意选择药物，或者听说别人用什么药好，自己也用什么药。

　　目前治疗糖尿病的药物包括胰岛素制剂，口服降糖药，以及新近开发的基于"肠促胰素"的药物 GLP-1 类似物和 DPP-4 抑制剂、基于肾小管重吸收的钠—葡萄糖协同转运蛋白 2（SGLT2）抑制剂。

　　胰岛素制剂用来补充或替代内源性胰岛素的不足，目前只能通过注射方式给药，我们将在"胰岛素治疗"一节介绍；关于 GLP-1 类似物、DPP-4 抑制剂和 SGLT2 抑制剂，我们将在"糖尿病治疗的新思路"一节介绍；这一节主要介绍传统的口服降糖药。

　　临床常用的口服降糖药物有 5 大类，它们的作用原理各不相同，有的能促进胰岛 B 细胞分泌胰岛素；有的能增加胰岛素敏感性；有的能延缓小肠内葡萄糖的吸收；还有的能通过抑制食欲、增加葡萄糖利用、减少糖原异生和肝糖原输出等途径从而降低血糖。一种降糖药物往往兼有多种作用；同一类药物中，不同制剂之间在作用强度、作用时间、不良反应等方面也有很大差别。因此，药物的选择和搭配必须结合患者具体情况，这就叫作个体化。以下对目前常用的口服降糖药作一简略介绍，更详细的内容请阅读药物学参考书。

1. 磺脲类降糖药

主要作用是促进胰岛 B 细胞分泌和释放胰岛素，从而增加内源性胰岛素水平。部分制剂兼有促进胰岛增生、增加胰岛素敏感性、抑制糖原异生和肝糖原输出等作用。磺脲类药物被划分为三代，第一代已经淘汰，目前第二代和第三代在临床上广泛应用。表 10-8 对目前常用磺脲类药物的作用特点进行比较。

表 10-8　常用磺脲类药物的作用特点

药物名称	作用时间（小时）				每片含量（mg）	作用强度	作用特点及注意事项
	半衰期	开始	最强	持续			
格列本脲（优降糖）	10~16	0.5	2~5	16~24	2.5	200	价廉，易发生低血糖，老年人慎用
格列吡嗪（美吡达）	2~4	0.5	1~2	3~7	5.0	100	作用快而短，有效控制餐后血糖
格列齐特（达美康）	10~12	0.5	2~6	10~24	40, 80	30	改善微循环，适用于合并微血管病变者
格列喹酮（糖适平）	1~2	0.5	2~3	8~12	30	20	胆汁排泄，适用于老年及肾功中度受损者
格列美脲（亚莫利）	1~9	4		24~48	1,2,4		有胰岛素增敏作用

2. 非磺脲类促胰岛素分泌剂

非磺脲类促胰岛素分泌剂又称格列奈类，主要制剂有瑞格列奈（诺和龙）、那格列奈（唐力）。此类药物的主要特点是起效快、半衰期短（约1 小时）。口服后 30 分钟之内即发挥降糖作用，1 小时以后作用迅速减弱并很快被清除。其促进胰岛素分泌的作用与生理状态下的"初相分泌"吻合，因此可有效降低进餐引起的血糖升高。由于服药后可立即进餐，不进餐不服药，比较方便，患者容易接受。此类药物主要经胆汁排泄，不增加肾脏负担，而且很少发生低血糖反应，因此安全性较高。

关于胰岛素"初相分泌"，本章第三节已经进行过阐述。"初相分泌"是维持正常糖耐量的关键因素。2型糖尿病及糖尿病前期患者普遍存在初相分泌不足，导致进餐后血糖迅速升高；在异常增高的血糖水平刺激下，"晚相分泌"增加，发生高胰岛素血症，进一步损害胰岛素敏感性，损害糖耐量。对于以餐后高血糖为主，特别是餐后2小时胰岛素水平偏高的患者，格列奈类是合理的选择。

3. 双胍类降糖药

双胍类降糖药包括苯乙双胍（降糖灵）和二甲双胍。苯乙双胍曾经广泛应用于临床，但是有导致乳酸酸中毒的危险，已被淘汰。目前临床广泛应用的是二甲双胍。

二甲双胍不刺激胰岛素分泌，但可以通过多种途径降低血糖，减轻胰岛素抵抗：抑制食欲，抑制肠道对葡萄糖的吸收；提高胰岛素受体的敏感性，增加周围组织对葡萄糖的利用；抑制糖原异生，降低肝糖输出等。此外，二甲双胍还具有降血脂作用，可有效降低甘油三酯、总胆固醇和低密度脂蛋白胆固醇，从而有利于防治动脉粥样硬化，预防心脑血管并发症。可见，二甲双胍是一种优秀的降糖药物。

过去临床使用苯乙双胍，由于副作用大，尤其在较大剂量时易发生乳酸酸中毒，因此给双胍类药物留下了"不安全"的坏名声。其实对于二甲双胍，其安全性比苯乙双胍大大提高，常规剂量下不必担心乳酸酸中毒，而且副作用小，仅少数患者初期用药阶段有轻度胃肠反应。还有的患者担心二甲双胍对肝肾功能有损害，这种担心也没有根据，二甲双胍本身对肝肾功能并没有毒性。虽然二甲双胍经肾脏排泄，但只要肾功能正常，并不会对肾功能造成损害。

目前在 2 型糖尿病患者中，二甲双胍是处方量最大的口服降糖药物。对于多数患者，二甲双胍不仅是初始用药，而且需要长期应用，甚至在使用胰岛素的阶段仍然需要联合应用。因此，专科医师有必要对患者耐心解释，说明使用二甲双胍的必要性和安全性，打消患者的顾虑。当然，与其他药物一样，二甲双胍也有其特定的禁忌证和注意事项。由于二甲双胍几乎全部以原形经肾脏排泄，因此肾功能不全者禁用。此外，高龄老年人、心肺功能不全、肝肾功能不全以及缺氧状态下使用二甲双胍，仍有可能诱发乳酸酸中毒，应谨慎使用。

4. 噻唑烷二酮类药物（TZD）

目前国内主要有吡格列酮和罗格列酮。

此类药物不刺激胰岛素分泌，主要通过改善胰岛素抵抗、提高胰岛素敏感性并改善其他代谢异常而降低血糖，又被称为胰岛素增敏剂。从作用原理上讲，噻唑烷二酮类药物属于"PPARγ激动剂"。PPARγ是一种受体，主要存在于脂肪细胞、骨骼肌和肝脏组织中，在糖脂代谢过程中起关键作用。噻唑烷二酮类药物通过激动 PPARγ，增强骨骼肌的葡萄糖氧化代谢，抑制肝脏的糖原异生，显著改善胰岛素抵抗。此外，噻唑烷二酮类药物改善脂代谢，降低血浆甘油三酯和游离脂肪酸水平，并具有抗脂质过氧化作用。噻唑烷二酮类药物通过改善糖脂代谢、改善胰岛素抵抗，间接起到保护胰岛 B 细胞的作用。

噻唑烷二酮类药物上市以后曾一度得到广泛应用，但随着时间的推移，其心血管安全性逐渐受到质疑。此类药物增加体重、增加血容量，对心功能不全者可能诱发心力衰竭，增加死亡率。因此，目前对其应用前景存在较大争议，一般主张限制使用，尤其是对心脏病患者。临床资料显示，吡格列酮的安全性优于罗格列酮。

5.α-糖苷酶抑制剂

目前广泛应用于临床的主要是阿卡波糖（拜唐苹）。

小肠上皮细胞对糖类物质的分解和吸收，需要 α-糖苷酶的帮助。餐后大量糖类物质进入小肠，在 α-糖苷酶的催化下很快被分解和吸收，引起餐后血糖升高。在进餐时首先服用阿卡波糖，抑制 α-糖苷酶的活性，使随后到达小肠的糖类物质分解和吸收延缓，从而降低餐后血糖水平。阿卡波糖不被小肠吸收，因此基本没有毒性。但由于该药使糖类物质在肠道内停留时间延长，腹胀、腹泻等胃肠道反应多见。所幸多数患者随着服药时间的延长，副作用会逐渐减轻。

阿卡波糖广泛应用于以餐后血糖升高为主的糖尿病患者，也常常与其他药物联合应用以有效降低餐后血糖。

第十节 糖尿病治疗策略

2 型糖尿病诊断一旦确立，应在生活方式干预的基础上立即开始药物治疗。

糖尿病是一种全身性疾病，它的病理生理过程非常复杂。我们在前文阐述过"糖毒性"对组织和器官的损害，并且从浅显的层面上提到胰岛素抵抗和胰岛 B 细胞功能障碍。其实有更多组织和器官参与 2 型糖尿病的病理生理过程，包括脂代谢紊乱、游离脂肪酸水平增加；肠促胰素效应减弱；胰岛 A 细胞分泌胰高血糖素增多；肾小管对葡萄糖的重吸收增加；下丘脑对血糖的调节紊乱等。再者，糖尿病是一个进展性疾病，如果糖尿病发展到一定阶段，出现了靶器官损害，那么涉及的问题就会更多。这么多的问题，治疗方案应该从哪里入手？什么样的治疗方案才是理想的？

不管问题多么复杂，治疗方案还是要从纠正高血糖入手。治疗目标有两个，一个是初步的治疗目标，就是要把血糖控制在正常水平；一个是长远的治疗目标，就是要纠正 2 型糖尿病的多种病理生理缺陷，纠正胰岛素抵抗，阻止胰岛 B 细胞功能衰竭，从而阻止或延缓糖尿病的进展。一个理想的治疗方案不仅要着眼于控制血糖水平，更要着眼于长远目标。

着眼于长远目标的治疗方案体现在两个方面，一是长期坚持改善生活方式，坚持饮食治疗和运动治疗的基本原则，绝不半途而废；二是通过联合用药达到保护胰岛 B 细胞功能、纠正胰岛素抵抗、纠正多种病理生理缺陷的目标。

目前我国以及欧美的糖尿病治疗指南虽然在一定程度上体现了上述两个治疗目标，但基本上还是着眼于控制血糖。美国糖尿病学会（ADA）2007 年版糖尿病指南提出 2 型糖尿病治疗的三个步骤，可操作性较强，被广泛采用（图 10-3）。

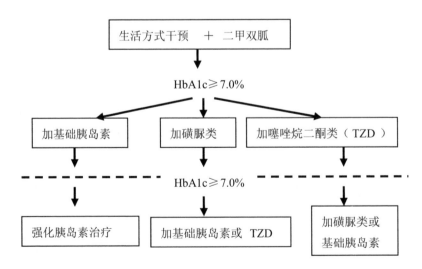

图 10-3 ADA 推荐的 2 型糖尿病治疗步骤

图 10-3 是典型的阶梯式治疗策略，它主要以糖化血红蛋白为评价指标。每经过一个阶梯的治疗，如果糖化血红蛋白不能达到控制目标，则进入下一个阶梯。图中"基础胰岛素"指每天一次皮下注射长效胰岛素；"强化胰岛素治疗"指长效胰岛素加餐前速效胰岛素，或每天两次预混胰岛素。详细的内容将在"胰岛素治疗的新思路"一节中叙述。

近年来随着药物治疗的进展，治疗步骤的第二阶梯中增加了 GLP-1 类似物、DPP-4 抑制剂和 SGLT2 抑制剂等新型药物，噻唑烷二酮类的使用逐渐弱化。

虽然这个阶梯式治疗策略容易实施，但它仍然是一种无奈的选择。为什么说无奈？因为它不是着眼于阻止糖尿病的进展和恶化，而是被动地"跟随"糖尿病的进展和恶化。也就是说，每当发现糖尿病进展一步，治疗措施就跟随一步。就这样步步为营，把治疗目标锁定在控制高血糖，预防并发症。

此外，这个阶梯式治疗策略把血糖控制目标定在糖化血红蛋白 < 7.0%，也是一种无奈的选择。正常人糖化血红蛋白 < 6.0%，按理说，对于糖尿病患者，糖化血红蛋白控制目标越接近正常人越好。然而，作为一个治疗指南，控制目标规定越严，低血糖发生率也会随之增高，不能不考虑它的安全性。糖化血红蛋白控制到 < 7.0%，这个目标并不理想，并没有完全消除高血糖的危害，并不能完全阻止糖尿病的进展。但是，我们不能因此而误导患者，要求他们一定要把糖化血红蛋白控制到正常水平。那样做，势必增加低血糖发生率和死亡率。

那么，究竟应该怎样掌握血糖控制目标？正确的做法是个体化，对不同的患者有不同的治疗目标。对于病程短、较年轻、没有心血管并发症的患者，血糖控制目标可适当从严；对于病程长、年龄大、基础糖化血红蛋白水平较高的患者，血糖控制目标可适当放宽。为什么？请回忆一下我们在第七节讲过的"代谢记忆"概念。高血糖的历史越悠久，"代谢记忆"就越强化，体内重要组织和器官损害也就越严重，有些损害是不可逆的。对于病程长、年龄大的患者，从严掌握血糖控制目标并不能使组织器官的损害逆转，但是却增加了发生低血糖的机会，而低血糖是要命的。对于病程短、较年轻的患者，要从长远着想，尽量把血糖控制在正常水平，避免高血糖造成组织器官损害。

尽管现代医学发展很快，但迄今为止仍然不能改变这样一个事实：糖尿病是一种逐渐进展的疾病，患者的胰岛 B 细胞功能进行性减退。面对胰岛 B 细胞功能进行性减退，目前的治疗策略确实有些无能为力，但也不能说无所作为。以图 10-3 为代表的阶梯式治疗策略强调生活方式干预＋二甲双胍的基础地位，强调及时联合应用其他口服降糖药物或及时启动胰岛素治疗，均有利于延缓胰岛 B 细胞功能减退的速度，从而延缓糖尿病进展。

第十一节　糖尿病治疗的新思路

通过上一节的分析，我们知道目前广泛采用的阶梯式治疗策略并不能有效阻止胰岛 B 细胞功能进行性减退，从而逆转糖尿病的进展。

那么为什么不抢先一步采取措施，阻止或逆转糖尿病的进展和恶化呢？这说起来容易，做起来却很难。不过，近年来随着 GLP-1 类似物和 DPP-4 抑制剂的研制成功，这方面已经展现出新的曙光。

正常情况下，小肠能分泌肠促胰素，这是一种多肽类激素，它随着血液循环到达胰岛，根据血糖水平调节胰岛素和胰高血糖素的分泌，并且对维护胰岛 B 细胞的功能发挥重要作用。对于糖尿病患者，肠促胰素分泌水平及其活性显著下降，生理效应减弱，这可能是造成胰岛 B 细胞功能进行性衰退的重要原因之一。如果我们将人工合成的肠促胰素应用于糖尿病患者，可能为糖尿病治疗开辟新的途径。

小肠分泌的肠促胰素有两种主要成分，一个叫作胰高血糖素样肽 -1（GLP-1），另一个叫作促胰岛素多肽（GIP）。研究结果显示，它们具有血糖依赖性降糖作用，即在血糖升高时能促进胰岛素分泌、抑制胰高血糖素释放，而且还具有促进胰岛素合成、促进胰岛 B 细胞增殖等作用。其中 GLP-1 的生理作用比 GIP 更强，因此目前的研究主要瞄准 GLP-1。

但是人体产生的 GLP-1 很不稳定，数分钟内就会被一种特殊的酶分解，这种酶叫作"二肽基肽酶 -4"（DPP-4）。这样看来，我们可以通过两条途径来增加肠促胰素的效应：一是设法让人工合成的 GLP-1 变得稳定，注射以后能够持续发挥作用；二是设法抑制 DPP-4 的活性，使得人体自身产生的 GLP-1 和 GIP 不容易被分解、生理水平提高、作用时间延长。于是，根据第一条途径产生了 GLP-1 类似物"利拉鲁肽"和"艾塞那肽"等，根据第二条途径产生了 DPP-4 抑制剂"西格列汀"和"维格列汀"等。目前，这些新的药物已经用于临床，初步显示出良好的应用前景。

"利拉鲁肽"是诺和诺德公司开发的 GLP-1 类似物，在天然 GLP-1 分子结构上更换了一个氨基酸，并增加了一个 16 碳棕榈酰脂肪酸侧链，从而在保留天然 GLP-1 生理作用的前提下，克服了其容易被降解、作用时间短暂的缺陷，只需每天一次皮下注射即可发挥良好的降糖作用。

"艾塞那肽"是礼来公司开发的 GLP-1 类似物，已经在中国上市，商品名"百泌达"。该药被制作成预充笔剂型，每天皮下注射 2 次，使用方便。

为了克服 GLP-1 类似物只能注射给药的缺点，最近研制成功了可以口服的制剂——索马鲁肽，目前正在进行三期临床试验，值得期待。

GLP-1 类似物不但具有良好的降糖作用，同时具有改善胰岛 B 细胞功能、减轻体重及心血管保护作用。这类药物的另一个显著优点是不引起低血糖反应，因为它的降糖作用是"血糖依赖性"的，只有当血糖升高时，它才会促进胰岛素分泌、抑制胰高血糖素释放；当血糖正常时，它不再发挥降糖作用，因而很安全。

"西格列汀"（捷诺维）、"维格列汀"（佳维乐）通过抑制 DPP-4，提高内源性 GLP-1 和 GIP 的生理效应，其优点是可以口服给药，因而使用更方便。此类药物可以与二甲双胍联合，也可以与其他口服降糖药物及胰岛素联合应用。目前 DPP-4 抑制剂的家族成员还有沙格列汀、利格列汀等。

糖尿病治疗的另一个新思路是利用肾脏在血糖调节中的作用。正常情况下，肾脏能把过滤到原尿中的葡萄糖全部重吸收回血液，因此尿中没有葡萄糖。当血糖浓度升高到大约 11mmol/L 时，肾脏对葡萄糖的重吸收能力达到饱和，尿中开始出现葡萄糖，这个界限叫作"肾糖阈"。糖尿病患者的肾糖阈增高，肾脏对血糖的调节能力减弱。如果能用药物去抑制肾脏对葡萄糖的重吸收，让更多的葡萄糖从尿液排出，岂不是可以降低血糖？SGLT2 抑制剂正是基于这个思路而产生的。

肾脏对葡萄糖的重吸收主要靠钠—葡萄糖协同转运蛋白 2（SGLT2）来执行。2015 年推出 SGLT2 抑制剂达格列净、卡格列净、恩格列净等，目前已完成多项临床试验，无论是单独应用，还是与其他降糖药物联合，均能强效控制血糖，并具有减轻体重、降压、改善血脂、降低心血管风险的作用，肾脏安全性良好。

我们相信，随着科学技术进步，一定会有更多更好的治疗方法供糖尿病患者选择。

第十二节　胰岛素治疗：该出手时就出手

胰岛素治疗是降低血糖的最有效手段，在病情需要时应及时启动胰岛素治疗。

但是临床实践中，大多数 2 型糖尿病患者迟迟不愿意接受胰岛素治疗。患者往往在病程已达数年、经过多种口服降糖药物联合应用仍然控制不佳、糖化血红蛋白水平较高，甚至已经发生并发症的情况下才开始注射胰岛素。由于多数患者未能在病情需要时及时启动胰岛素治疗，使 2 型糖尿病的总体疗效大打折扣。潘长玉等对 2 248 例治疗 1 年以上的糖尿病患者进行调查，发现仅有 25.9% 的患者血糖控制理想（糖化血红蛋白 ≤ 6.5%），而发生神经病变、白内障和视网膜病变的患者分别高达 36.2%、32.2% 和 23.2%。因此，国内外糖尿病指南一致推荐在病情需要时早期启动胰岛素治疗。

一、为什么主张早期启动胰岛素治疗？

（1）有利于保护胰岛 B 细胞。2 型糖尿病是一种进展性疾病，以进行性胰岛 B 细胞功能衰退为特征。研究发现，当患者被诊断为 2 型糖尿病时，往往已经丧失 50% 的胰岛 B 细胞功能。2 型糖尿病早期以胰岛素抵抗为主，在高血糖的刺激下，胰岛 B 细胞"拼命"分泌胰岛素，必将加快它衰竭的进程。及时启动胰岛素治疗，帮它一把，有利于胰岛 B 细胞休养生息，恢复功能。再者，持续高血糖不但毒害全身重要组织器官，而且对胰岛B细胞本身有很大的毒害作用，表现为细胞凋亡加快、细胞再生减少。因此，为了保护胰岛B细胞，必须及时启动胰岛素治疗，尽快控制血糖达标。

（2）有利于血糖控制达标。2型糖尿病患者往往最先出现"初相分泌"功能障碍，在进餐时，胰岛不能做出快速反应，临床表现为餐后高血糖。餐后高血糖的毒害作用又会造成胰岛B细胞加速衰退。因此，在使用口服降糖药物不能使血糖控制达标的情况下，应及时启动胰岛素治疗。

（3）有利于减轻代谢记忆，预防并发症。许多糖尿病患者由于没有得到及时诊断和治疗，在开始接受治疗时，已经经历了数年的高血糖状态；有些患者虽然及时做出诊断，但血糖控制迟迟不达标，放任高血糖状态持续存在，使组织和器官受到不可弥补的损害。等到你醒悟过来才启动胰岛素控制血糖，已经无法消除过去留下的代谢记忆，糖尿病并发症还会继续发展。因此，绝不能放任高血糖状态持续存在，胰岛素治疗该出手时就出手。

二、什么情况下应当及时启动胰岛素治疗？

（1）初诊糖尿病患者如果血糖水平很高（糖化血红蛋白≥10%），预计单药口服无法达标，应将胰岛素作为一线治疗。

（2）初诊糖尿病患者如果消瘦症状明显，应将胰岛素作为一线治疗。

（3）非肥胖患者在接受生活方式干预加1种或多种口服降糖药物治疗3个月后，糖化血红蛋白仍＞6.5%，应尽早加用胰岛素治疗。

（4）肥胖患者在接受生活方式干预和多种口服降糖药物治疗3个月

后，糖化血红蛋白仍＞6.5%，应尽早加用胰岛素治疗。

（5）糖尿病患者在病程的任何时期（包括初诊），如果出现体重下降而不能用生活方式干预做出解释，则强烈推荐启动胰岛素治疗。

三、怎样进行胰岛素治疗?

这个问题很庞大，本书限于篇幅，不可能细说，只能简明扼要地加以阐述，让读者明白胰岛素治疗有哪些讲究，胰岛素制剂有哪些种类、各有什么特点、怎样做出选择。

最早的胰岛素制剂产生于1924年，此后随着医学科学的发展，出现了很多种类的胰岛素制剂。有些制剂在过去曾经被广泛应用，后来被更好的制剂取代；直到今天，还在不断地研制和推出新的胰岛素制剂。为什么要不断研制？因为迄今为止，没有任何一种胰岛素制剂可以宣布自己是理想的、没有缺陷的。

什么是理想的胰岛素制剂？我们要求它不仅能发挥人胰岛素的生理功能，还能模拟人胰岛素的分泌节奏。前者比较容易办到，后者则很难办到。一天24小时胰岛素分泌不是平铺直叙的，而是跌宕起伏的，有基础分泌、初相分泌、晚相分泌等时相。且不说吃零食，只说一日三餐，这种跌宕起伏在24小时中至少发生三次。如此复杂的分泌节奏，要求胰岛素制剂去模拟它，确实勉为其难。

> 没有哪一种胰岛素制剂能够模拟生理状态下胰岛素分泌节奏，于是，我们只好分别用不同的胰岛素制剂去模拟各个分泌时相。

有些患者主要表现为初相分泌障碍，我们可以在餐前注射速效胰岛素，使血液中的胰岛素水平迅速上升又迅速下降，模拟初相分泌，应对一日三餐。

有些患者主要表现为基础分泌不足，我们可以每天注射一次长效胰岛素，使血液中的胰岛素浓度 24 小时保持一定的水平，模拟基础分泌。

有些患者胰岛素分泌水平全面低下，我们可以联合应用长效和速效胰岛素，每天注射 1 次长效胰岛素、3 次速效效胰岛素，既模拟基础分泌，又模拟初相分泌。

为了减少注射次数，我们还常常应用"预混胰岛素"制剂，最常用的预混制剂中含有 30% 的速效胰岛素和 70% 的中效胰岛素，早餐前和晚餐前各注射一次，希望达到以下目的：①两次注射的中效胰岛素可部分地模拟全天的基础分泌；②两次注射的速效胰岛素可模拟早餐和晚餐的初相分泌；③由于午餐与早餐相隔时间比较短，早餐前注射的中效胰岛素在午餐时仍处于较高水平，能继续发挥作用，降低午餐后血糖。

此外，为了模拟生理状态下胰岛素分泌节奏，我们还有更好的办法，那就是胰岛素泵。胰岛素泵是智能化的小仪器，患者可以 24 小时佩戴，不影响日常活动。它能够随时监测血糖变化、随时进行计算、随时向皮下注射适量的速效胰岛素，使血糖控制在正常水平。当然，即便是使用胰岛素泵，也不能做到与生理状态下胰岛素分泌节奏完全吻合，因为生理状态下参与调节胰岛素分泌的因素不仅仅是血糖水平，还有神经系统和内分泌系统，尤其是胃肠激素（例如前文提到的肠促胰素）。胰岛素泵不能模仿如此复杂的调节机制。

多数患者在接受胰岛素治疗的同时，需要联合适当的药物治疗。这种情况下，要针对患者具体情况仔细权衡，力求胰岛素与药物之间相互协同、相互弥补对方的不足、相互抵消对方的副作用，避免增加不良反应。

胰岛素治疗虽然疗效肯定，但是如果应用不当也有风险。药物选择不当、剂量掌握不当、用药与进餐配合不当，或者不按要求监测血糖，轻则影响治疗效果，重则发生严重低血糖反应，甚至危及生命。因此，胰岛素治疗方案应当结合个体情况，在医师指导下制定，患者不可以自作主张，或者照搬其他患者的治疗方案。

四、常用的胰岛素制剂

说到这里，你对胰岛素治疗的必要性及治疗目的有了初步了解，知道胰岛素治疗有很多讲究，不能随随便便、任意使用。接下来让我们了解一下常用的胰岛素制剂。

根据化学结构的不同，胰岛素制剂可分为三类：动物胰岛素、人胰岛素、胰岛素类似物。

1. 动物胰岛素

动物胰岛素由动物胰脏萃取、纯化而得到。由于猪胰岛素与人胰岛素的分子结构最接近（只有 B30 位置上一个氨基酸不同），因而临床应用的动物胰岛素主要是猪胰岛素。动物胰岛素的主要缺陷是存在免疫原性，就是说，注射动物胰岛素以后，体内会产生相应的抗体，使它的作用随着使用时间的延长而减弱。目前动物胰岛素已经不再用于长期治疗。

2. 人胰岛素

通过生物工程方法获得，即应用重组 DNA 技术，将人胰岛素基因插入细菌（如大肠埃希菌、酵母菌）的 DNA 中，在菌体内合成胰岛素。通过生物工程方法获得的胰岛素，其分子结构和生理效应与人胰岛素完全相同，而且基本不存在免疫原性，广泛应用于临床。目前人胰岛素在国际上有两大品牌占据主要市场份额，一个是诺和诺德公司生产的"诺和灵"系列，一个是礼来公司生产的"优泌林"系列。我国自主生产的人胰岛素

"优思灵"系列也已经投入临床应用。

3. 胰岛素类似物

胰岛素类似物也是通过基因重组技术获得，只是对人胰岛素的分子结构进行了某些特定的改造。改造以后的胰岛素类似物，一方面保留了人胰岛素的生物学活性，另一方面获得了某些优秀的品质，能更好地模拟胰岛素生理分泌节奏，从而达到更好的疗效。例如门冬胰岛素（诺和锐）是一种速效胰岛素类似物，在它的分子结构中，B28 位的脯氨酸被门冬氨酸取代。这种变化减弱了胰岛素分子之间相互结合的能力，不易形成稳定的六聚体，而主要以单体形式存在，皮下注射后能迅速吸收入血，迅速形成胰岛素高峰，继后又迅速回落，餐前注射能更好地模拟生理状态下的初相分泌。

根据注射以后在血液中维持时间长短的不同，胰岛素有速效、中效、长效制剂之分，还有速效与中效按一定比例混合的预混制剂。

1. 速效制剂

可以皮下、肌肉或静脉注射，其特点为吸收快、作用持续时间短、便于调整剂量。常用的速效制剂有三类，一是源于动物胰岛素的速效制剂，称为普通胰岛素（又称正规胰岛素）；二是源于人胰岛素的速效制剂，包括诺和灵 R、优泌林 R 等；三是源于胰岛素类似物的速效制剂，如门冬胰岛素、赖脯胰岛素。天然胰岛素（包括动物胰岛素和人胰岛素）在一定浓度范围内以六聚体的形式存在，皮下注射后需要解离为单体才能被吸收，因此开始发挥作用的时间在 0.5~1 小时，血液中形成胰岛素峰值较慢，不能很好地模拟生理状态下的初相分泌。门冬胰岛素、赖脯胰岛素主要以单体形式存在，皮下注射后能迅速吸收入血、迅速形成胰岛素高峰，继后又迅速回落，餐前注射能更好地模拟生理状态下的初相分泌，并且可以在注射后立即进餐，无须等待。因此，门冬胰岛素或赖脯胰岛素用于餐前皮下注射比普通胰岛素更为理想（图10-4）。

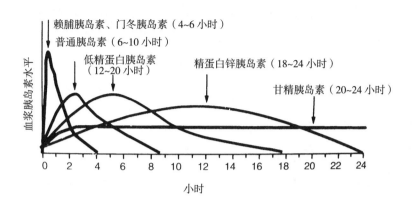

图 10-4 不同胰岛素制剂皮下注射后血中胰岛素浓度变化过程示意图

2. 中效制剂

皮下注射后2小时左右发挥作用，4~16小时为作用高峰，药效可持续24小时。中效和长效制剂不可以静脉注射。源于人胰岛素的中效制剂如"诺和灵N""优泌林N"等，目前广泛用于临床。

3. 长效制剂

传统的长效制剂如"优泌林L"等，皮下注射后4~6小时发挥作用，14~24小时为作用高峰，药效可持续24~36小时。此类长效制剂虽然可以每天注射一次，但24小时血液中的胰岛素水平变化较大，有明显的峰值和低谷，不能很好地模拟生理状态下的基础分泌，低血糖发生率较高。随着长效胰岛素类似物的研制成功，上述问题在很大程度上已经得到解决。目前用于临床的长效胰岛素类似物主要有甘精胰岛素、地特胰岛素、德谷胰岛素等，每日一次皮下注射，可使血液中的胰岛素水平保持稳定，不存在明显的峰值和低谷，能很好地模拟生理状态下的基础胰岛素分泌，低血糖风险小（参见图10-4）。

长效胰岛素类似物制剂也是通过对胰岛素的分子结构进行某些改动，

从而获得了我们所需要的特性。以地特胰岛素为例，它是应用化学修饰的方法，将人胰岛素 B 链上第 30 位的苏氨酸去掉，在第 29 位赖氨酸上结合一个 14 碳脂肪酸（肉豆蔻酸）而形成的。地特胰岛素皮下注射以后，通过以下机制发挥长效作用：①其分子中 14 碳脂肪酸侧链增强了地特胰岛素自身的聚集作用，使地特胰岛素在注射部位长时间保持六聚体形式，尽可能延迟吸收；②存留在注射部位的地特胰岛素与白蛋白发生可逆性结合，进一步延迟吸收；③在血液循环中，地特胰岛素与白蛋白发生可逆性结合，这种结合与缓慢解离的过程可延长其作用时间、保持血液中胰岛素水平稳定。

4. 预混胰岛素制剂

最常用的预混制剂含有 30% 的速效胰岛素和 70% 的中效胰岛素；此外还有速效与中效各占 50% 的预混制剂。目前临床广泛应用的预混制剂有两类，一类源于人胰岛素，如"诺和灵 30R""优泌林 30/70"；另一类源于胰岛素类似物，如"诺和锐 30""赖脯胰岛素 25/75""赖脯胰岛素 50/50"等。预混胰岛素制剂通常的用法是早餐前和晚餐前各注射一次，两次注射的中效胰岛素可维持全天的基础胰岛素水平；两次注射的速效胰岛素可模拟早餐和晚餐的初相分泌；由于午餐与早餐相隔时间比较短，早餐前注射的中效胰岛素在午餐时仍处于较高水平，能继续发挥作用，降低午餐后血糖。

关于糖尿病这个话题，说到这里暂且打住。读者可能会产生这样的疑问：既然这本书主要谈论心脑血管病，为什么却要花费这么大的篇幅去说糖尿病？因为糖尿病与心脑血管疾病有不解之缘，你完全可以认为糖尿病也是心脑血管病。防治糖尿病是防治心脑血管病的重要组成部分。

第十一章

你是代谢综合征患者吗？

第一节　代谢综合征：一个特殊的群体

　　如果你有闲暇，请你到大街上去观察人群，你会发现有些人的体型与众不同：躯干粗、肚子挺、没有腰、中间大两头小。如果对他们进行体检，会发现许多代谢指标存在异常：高血压、高血糖、胰岛素抵抗、血脂异常、血尿酸增高等。其中许多人三四十岁就被诊断为高血压、糖尿病、动脉粥样硬化、冠心病，他们是心脑血管疾病的高发人群。我国改革开放 40 多年来，这种类型的人所占比例越来越大，他们就是代谢综合征患者。

　　在上海进行的调查结果表明，我国 15 岁以上人口中代谢综合征人群所占比例高达 20%。这意味着我国至少有 2 亿人属于代谢综合征群体。这个庞大的特殊人群是心脑血管疾病的后备军。反过来说，在糖尿病和心脑血管疾病患者中，大部分属于代谢综合征群体。2001 年报道的一项研究资料显示，在 2 型糖尿病患者中，84% 的男性和 78% 的女性是代谢综合征。

多种代谢异常集中存在于一身的现象，早在 20 世纪 20~30 年代就引起了医学界的注意。随着历史的演变，人们逐渐认识到这可能是一种病症，并且先后给这种病症取过许多名称。

1965 年，阿沃加罗（Avogaro）等将血脂紊乱、肥胖、糖尿病、高血压等危险因素同时存在的现象称为"多种代谢异常综合征"。

1979 年，德弗罗佐（DeFronzo）等提出胰岛素抵抗的定义，并且观察到肥胖、2 型糖尿病、高甘油三酯血症、动脉粥样硬化性心血管病等患者身上同时存在胰岛素抵抗。

1988 年，里文（Reaven）将糖尿病、动脉粥样硬化、高血压、高血脂、肥胖集中于一身的现象命名为"X 综合征"。

1989 年，卡普兰（Kaplan）将糖耐量异常、中心性肥胖、高血压、血脂异常等动脉粥样硬化危险因素同时存在的现象称为"死亡四重奏"。

1998 年，世界卫生组织（WHO）专家组将这种病症正式命名为"代谢综合征"（MS）。

其实叫什么名称并不重要，关键是这种病症确实存在，而且对心脑血管疾病的预防特别重要。为什么？一方面，**这类人群是防控心脑血管疾病的重点对象，抓住这个重点人群，对于遏制心脑血管疾病患病率不断增高的势头可以达到事半功倍的效果**；另一方面，对于存在这种病症的人群来说，只有意识到自己是代谢综合征患者，承认自身的缺陷，才能自觉参与心脑血管疾病防控、自觉纠正不良生活方式，最大限度消除代谢综合征的后患。

把"你是代谢综合征患者吗？"作为这一章的标题，目的是希望读者在阅读本章的时候，对照一下自己是否属于这一个特殊人群。如果回答是肯定的，请你立即行动起来，着手改善生活方式，纠正自己身上存在的一系列危险因素。

第二节　代谢综合征的诊断标准

对代谢综合征患者进行医学检查，可以从他们身上发现一系列代谢异常，叫作代谢综合征代谢异常的组成成分：

胰岛素抵抗；

高胰岛素血症；

糖调节受损；

2 型糖尿病；

甘油三酯（TG）增高；

高密度脂蛋白胆固醇（HDL-C）降低；

血压增高；

腹型肥胖（或肥胖、体重超重）；

高尿酸血症；

微量白蛋白尿；

促凝血因子水平升高（高凝血状态）；

C 反应蛋白增高……

但是，以上所列举的这些代谢异常组分在每个患者身上有不同的表现。有的患者身上存在的代谢异常组分较多，有的患者身上存在的代谢异常组分较少；同一个组分在不同患者身上也有不同程度的表现。这就带来一个问题：具备哪些条件才算是代谢综合征呢？

　　通过长期的观察和研究发现，在众多的代谢异常组分中，糖、脂代谢异常和高血压处于核心地位。因此国内外学术组织给出的代谢综合征"定义"大同小异，都把肥胖、高血压、高血糖、血脂异常作为主要诊断指标。但是，不同的学术组织给出的诊断标准，在诊断界限上有一些细微的差别。现在让我们比较一下我国 2004 年和 2007 年先后出台的两个诊断标准。

　　2004 年中国糖尿病学会指南提出的诊断标准：

　　符合以下三项或三项以上，即可诊断为代谢综合征。

　　（1）体重指数 ≥ 25 kg/m²。

　　（2）血压 ≥ 140/90 mmHg，或已确诊为高血压病。

　　（3）TG ≥ 1.7 mmol/L 和（或）HDL-C 降低（男性 < 0.9 mmol/L，女性 < 1.0 mmol/L）。

　　（4）空腹血糖 ≥ 6.1 mmol/L、餐后 2 小时血糖 ≥ 7.8 mmol/L，或已诊断糖尿病。

　　2007 年中国成人血脂异常防治指南提出的诊断标准：

　　符合以下三项或三项以上，即可诊断为代谢综合征。

　　（1）腹部肥胖：男性腰围 > 90 cm，女性腰围 > 85 cm。

　　（2）TG ≥ 1.7 mmol/L。

　　（3）HDL-C ≤ 1.04 mmol/L。

　　（4）血压 ≥ 130/85 mmHg，或已确诊为高血压病。

　　（5）空腹血糖 ≥ 6.1 mmol/L、餐后 2 小时血糖 ≥ 7.8 mmol/L，或已诊断糖尿病。

　　比较上述两个诊断标准不难看出，2007 年的诊断标准更加强调腹部肥胖，而且对血脂和血压的诊断门槛也有所降低。这种改变并不是随心所欲，而是有充分依据的。大量的流行病学研究表明，对于中国人，腰围增大能更好地反映内脏脂肪增多，因而比体重超重更重要。此外，从本质上讲，认识代谢综合征是为了筛查心脑血管疾病高风险人群。适当降低诊断门槛，可以较少遗漏重点关注对象，更有利于把预防工作提高到"上游治理"的水平。

有了诊断标准，读者就可以对照一下自己，对照一下周围的人，确定你和你的家人、朋友是不是代谢综合征患者。

第三节　代谢综合征是怎样发生的？

本质上，代谢综合征是多种危险因素聚集现象。你可能会问，为什么个体身上会同时出现多种代谢异常呢？

> 发生代谢综合征，遗传因素是内因，环境因素是条件。

说遗传因素起作用，依据之一是代谢综合征有明显的家族聚集倾向，在大部分代谢综合征患者的直系亲属中能找到与他们类似的患者。依据之二是国内外学者已经发现了一系列与代谢综合征易感性相关的基因。

但是遗传因素并不能单独解释代谢综合征的流行趋势。随着社会发展而出现的环境因素变化（尤其是人们生活方式的变化），为代谢综合征的发生提供了肥沃的土壤，这才是代谢综合征及其相关疾病在全世界流行的主要原因。

大量研究结果提示，异位脂肪堆积和胰岛素抵抗可能是代谢综合征的始动因素。能量摄入持续增加、能量消耗持续减少，导致脂肪组织增多。堆积的脂肪组织，尤其是异位脂肪（内脏脂肪），会分泌大量有害的脂肪激素和细胞因子，而有利于代谢的"脂联素"则分泌减少。过度分泌的脂肪激素和细胞因子，如肿瘤坏死因子—α、白介素—6、游离脂肪酸等，都能抑制胰岛素的敏感性、诱导炎症反应，进一步引起糖脂代谢紊乱、内皮细胞功能障碍，促进糖尿病及心脑血管疾病的发生和发展。

遗传因素和环境因素除了引起肥胖和胰岛素抵抗之外，还直接作用于代谢异常的各个组分，促进代谢综合征的发生和发展（图 11-1）。

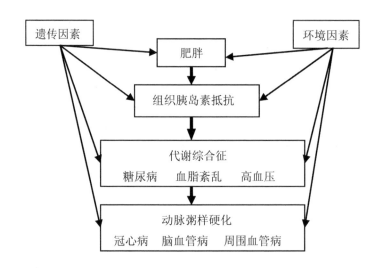

图 11-1　代谢综合征发病因素示意图

图 11-1 中，粗箭头表示肥胖引起胰岛素抵抗、代谢综合征、动脉粥样硬化的发展过程；细箭头表示遗传因素和环境因素除引起肥胖外，还直接作用于各个发病环节，使病情发展呈现逐渐放大的效应。因此，对于代谢综合征，要力求早期发现、早期干预。要从青少年抓起，从体重超重、腰围超标抓起。

第四节 预防心脑血管疾病，从关注代谢综合征开始

本书第七章曾经论述了总体危险评估的概念。你已经知道，如果个体身上存在多种危险因素，那么他将来患心脑血管疾病的总体危险就会大大增加。多种危险因素相互之间有协同作用，它们所造成的总体危险不是简单相加的关系，而是相乘的关系。

代谢综合征患者身上同时存在异位脂肪增多、脂代谢紊乱、糖代谢紊乱、高血压等一系列危险因素，他们将来患心脑血管疾病的总体危险很高，这是容易理解的。近年来国内外报道了大量的流行病学研究资料，一致显示代谢综合征与糖尿病、心脑血管病的发病率及死亡率显著相关。

近 40 年来，代谢综合征群体在总人口中所占比例呈现不断增高的趋势。由代谢综合征引发的糖尿病和心脑血管疾病的流行，给整个社会和医疗卫生体系带来沉重的负担。因此，对代谢综合征群体实施早期诊断、早期干预，是遏制糖尿病及心脑血管疾病流行的重要环节。

重视代谢综合征，就是要通过健康体检和健康教育，让代谢综合征群体中的每一个成员意识到自己身上存在多种代谢缺陷，意识到纠正或控制这些代谢缺陷的意义。代谢综合征的临床干预，必须以终生坚持健康的生活方式为基础。只有充分调动患者的积极性，才能使干预措施收到最佳效果。

我们反复强调，为了遏制慢性疾病流行的趋势，必须把医疗卫生工作的战线前移，要把工作重心从"治已病之病"转移到"治未病之病"。代谢综合征群体正是"治未病之病"的重点对象。他们当中。一部分人已经是慢性疾病患者；另外大部分人（特别是青少年）在目前还没有被诊断为

慢性疾病。对于前者，在治疗慢性疾病的同时，要重视纠正或控制多种代谢异常，预防并发症、预防发生新的慢性疾病；对于后者，要早发现、早诊断、早干预，最大限度地降低发展为慢性疾病的机会。这样做，无论对全社会，还是对代谢综合征群体本身，都是功德无量。

第十二章

冠心病，堵心的病

第一节 冠心病可防可治

　　冠心病这个词儿，地球人都知道。过去，冠心病主要在发达国家流行；对于第三世界，冠心病曾经是领导阶层和经理阶层的"专利"。近40年来情况发生了变化，这种病越来越多，越来越普遍，已经从发达国家流行到发展中国家，从经理阶层流行到人民大众。

　　几十年来，医学界对冠心病的研究投入巨大，可谓成绩斐然，硕果累累。目前，冠心病流行趋势在发达国家已经开始走下坡路，但是在我国却依然迅猛上升。今日的中国与发达国家比较，在冠心病治疗手段方面并不存在明显差距。差距在哪里？差距在于全民参与一级预防及二级预防的意识和行动。

　　冠心病的病理基础是动脉粥样硬化。冠心病可以预防、可以治疗，认识这一点很重要。全民行动起来参与一级预防，冠心病发病率将会逐渐降低；冠心病患者行动起来参与二级预防，他们的病情将会趋于稳定，他们当中将会少发生一些心肌梗死、心源性猝死、心力衰竭，他们的生命质量将会大大提高，社会和家庭为他们付出的医疗费用将会大大减少。

所谓冠心病的一级预防，就是预防动脉粥样硬化，主要手段是改善生活方式、控制危险因素，本书在有关章节已经详细介绍。一级预防是"治未病之病"，我们的这项工作做得不够好，所以冠心病发病率逐年上升。

所谓冠心病的二级预防，就是对于那些已经诊断为冠心病的患者，想办法使动脉粥样硬化病变稳定下来并且逐渐好转，防止发生急性冠脉事件（不稳定型心绞痛、急性心肌梗死、心源性猝死等）。二级预防的手段包括两个方面，一是改善生活方式、控制危险因素；二是适当而充分的药物治疗。二级预防是"治欲病之病"，我们的这项工作同样做得不够好，大多数冠心病患者不知道怎样预防急性冠脉事件，没有坚持改善生活方式、控制危险因素，没有坚持适当而充分的药物治疗，以至于反复发生急性冠脉事件，心肌缺血长期得不到纠正，心肌损害逐渐加重，最后发展到心力衰竭。

以下将要介绍的内容涉及冠心病的基础和临床知识。对于目前身体健康，没有被诊断冠心病的读者，希望你读了这些内容以后，更加明确怎样实施一级预防，永远不加入冠心病患者的队伍；对于已经被诊断为冠心病的读者，希望你读了这些内容以后，更加明确怎样实施二级预防，摆脱心肌缺血的困扰，甩掉心肌梗死的阴影，重新拥有一颗健康的心脏。

第二节　冠心病的要害是心肌缺血

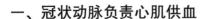

一、冠状动脉负责心肌供血

心脏处于循环系统的核心。在人的一生中，心脏从来不休息，它不停地、有节律地重复着收缩和舒张动作。心脏收缩，推动血液通过动脉系统向全身组织器官流动；心脏舒张，通过静脉系统将血液抽吸回心脏，因此，心脏是血液循环的动力源泉。心脏如此辛劳，它本身当然要消耗能量，需要充分的、不间断的氧气、能源和营养物质供应。

心脏所需要的氧气、能源和营养物质来自哪里？同样来自血液循环。心脏每一次跳动，在把动脉血液推入主动脉以后，首先毫不客气地为自己分配足够的份额。从主动脉根部发出的第一对分支叫作冠状动脉，它从左右两侧沿着心脏的外膜面行走，沿途逐步分支、变细，最后穿入心肌，形成丰富的毛细血管网，把富含氧气、能源和营养物质的动脉血输送到每一个心肌细胞（图 12-1）。

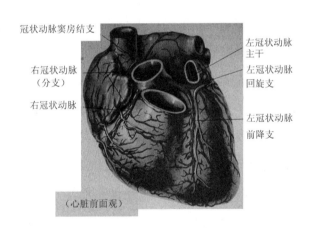

图 12-1　左右冠状动脉及其分支

在整个动脉系统中，冠状动脉是最常发生粥样硬化的动脉血管之一。冠状动脉的任何一级分支发生病变，致使它所负责的那一块心肌失去血液供应或者血液供应不足，都会造成心肌缺血，影响心脏的生理功能，这就是"冠状动脉粥样硬化性心脏病"，简称冠心病。冠心病的主要病理生理改变是心肌缺血，因此冠心病又称为缺血性心脏病。

二、心肌供氧与氧耗的平衡

心脏就像一台发动机，通过燃烧能源物质为自己提供能量。这种"燃烧"过程一刻也离不开氧气。氧气从哪里来？从冠状动脉输送的血液中摄取。正常情况下，心肌对氧气的需求（氧耗）越多，冠状动脉输送的血液就越多，心肌供氧与心肌需氧保持动态平衡。如果冠状动脉输送的血液减少，氧气供应不能满足氧气需求，心肌就不能正常地进行能量代谢，"发动机"不能正常运转，从而产生相应的临床症状和病理生理改变。**冠心病最常见的症状是心绞痛，心绞痛的发生就是心肌供氧与需氧失去平衡的一种病理状态。**

哪些因素决定心肌供氧呢？主要有两大因素，一是动脉血液携带氧气的能力，二是冠状动脉血流量。

动脉血液携带氧气的能力取决于运载工具的多少和动脉血氧合程度。血红蛋白是运载氧气的主要工具，严重贫血时血红蛋白减少，运载能力不足，轻微体力活动就心跳加快、气喘吁吁，这便是心肌供氧与需氧失去了平衡。环境缺氧，或者严重呼吸系统疾病影响肺部的氧气交换，都会造成动脉血氧合程度下降，携带氧气减少，发生供需矛盾。

但是，在没有贫血、没有环境缺氧、不存在严重呼吸系统疾病的前提下，动脉血液携带氧气的能力是相对恒定的，我们在讨论冠心病心肌缺血的时候，这个因素可以忽略不计。于是，冠状动脉血流量的变化成为影响心肌供氧的主要因素。

冠状动脉血流量可以在很大范围内变化，从而满足不同生理条件下心肌对氧气的需求。冠状动脉血流量的变化符合流体力学的一般原理，即流量与灌注压力成正比，与血管阻力成反比。

冠状动脉灌注压的大小取决于主动脉舒张压。为什么是舒张压而不是收缩压？因为在心脏的收缩期，穿行于心肌中的冠状动脉细小分支受到挤压，血流被阻断；在心脏的舒张期，挤压解除，血流恢复。因此，冠状动脉的血流灌注主要依赖舒张期。任何引起主动脉舒张压下降的情况，如低血压、主动脉瓣关闭不全等，均可造成冠状动脉灌注压降低，影响心肌供血。

如果冠状动脉灌注压相对恒定，则决定冠状动脉血流量的关键因素是血管阻力的大小。冠状动脉不像自来水管，它是有生命的，它能够收缩和舒张，口径可以变化。在灌注压不变的前提下，血管收缩时，口径变小、阻力增大，血流量减少；血管舒张时，口径增大、阻力减小，血流量增加。冠状动脉就是这样通过改变自己的口径调节血流量，来满足心肌对氧气的需求。

那么，冠状动脉又是根据谁的指令来调节血管阻力呢？说来真奇妙，冠状动脉能够自主调节其血管阻力，参与调节的因素包括局部代谢产物的堆积、内皮细胞、神经分布等。例如当心肌缺氧时，局部代谢产物腺苷增多，腺苷是一种强有力的血管扩张剂，引起局部血管扩张，血管阻力减小，血流量增加。

内皮细胞在冠状动脉血管阻力的调节中扮演重要角色。内皮细胞通过一氧化氮、前列环素等物质的合成而产生扩血管作用，也能通过内皮素 −1 等物质的合成而产生缩血管作用。但是在正常情况下，健康的内皮细胞所产生的扩血管作用处于主导地位。在冠状动脉粥样硬化的病理条件下，内皮细胞功能异常，所分泌的扩血管物质减少、缩血管物质增加，这对心肌供氧与氧耗的平衡十分不利。

三、心肌缺血是怎样发生的

我们说，冠心病的主要病理生理改变是心肌缺血，读者很容易产生这样的联想：冠状动脉粥样斑块形成，管腔狭窄，对血流造成阻碍，当然会发生心肌缺血。这种联想过于简单化。事实上，冠心病心肌缺血是机械性管腔狭窄与血管阻力调节异常的共同作用，而血管阻力调节异常的主要原因是内皮细胞功能障碍。

冠状动脉粥样硬化斑块所造成的机械性管腔狭窄，主要发生在近端较为粗大的冠状动脉血管。是不是只要这些血管有机械性狭窄就会引起心肌缺血呢？不一定。

心肌得到多少血液供应，不仅取决于近端大血管的口径，还取决于冠状动脉灌注压力和远端小血管的阻力。冠状动脉对血流量的调节能力很强大，假设近端大血管口径不变、灌注压力也不变，当心脏对血液供应的需求增加时（如运动或紧张），仅仅通过血管阻力的调节，就可以使血流量比安静时增加数倍。

研究证明，冠状动脉轻度的机械性管腔狭窄并不直接引起血流量减少。当狭窄性病变造成管腔口径减小 60%，只要远端阻力血管的调节功能正常，不但静息时通过该血管的血流量仍然正常，甚至在运动时也可通过阻力血管的扩张而获得足够的血流量。当狭窄性病变造成管腔口径减小超过 70%，虽然休息状态下的血流量仍可以满足需要，但是在心肌氧耗量增加时（如体力活动），阻力血管的扩张不足以进一步增加血流量，就会发生"劳力性心肌缺血"。当狭窄性病变造成管腔口径减小超过 90%，即便是阻力血管完全扩张，其血流量也不能满足基本需求，休息状态下也会发生心肌缺血。

由此可见，冠状动脉有很强的代偿功能。假如你的冠状动脉某些部位形成了斑块，你大可不必为此害怕得睡不着觉，要紧的是立即着手治疗。只要斑块稳定、内皮细胞功能得到了适当的保护，有一点机械性狭窄（比如 50% 的狭窄）不要紧，你的冠状动脉血流可以完全正常，既没有心肌缺血，也没有症状，同健康人一样。

我说"有一点狭窄不要紧"，这是有条件的，那就是要长期控制危险因素，长期坚持恰当的治疗。提起"冠状动脉粥样硬化"，请你不要只想着血管狭窄了多少，要更多地想着粥样斑块稳定了没有，内皮细胞功能是否正常。如果斑块不稳定或者内皮细胞功能不正常，尽管狭窄程度很轻，也会发生心肌缺血，甚至发生严重的心血管事件。冠状动脉粥样硬化的早期即可存在内皮细胞功能障碍，这时虽然粥样斑块尚未形成，却已经出现血管舒张功能受损。冠心病危险因素如高胆固醇、高血压、吸烟、高血糖等未得到纠正，与内皮细胞功能障碍有直接关系。

关于斑块不稳定如何造成严重心血管事件，将在下一节讨论。这里让我们先讨论一下内皮细胞功能障碍如何引起心肌缺血。

对于正常人，体力活动和情绪紧张时，交感神经兴奋，激发内皮细胞产生扩血管物质，导致冠状动脉阻力血管扩张，血流量增加。但是对于内皮细胞功能障碍的患者，当体力活动和情绪紧张时，内皮细胞分泌的扩血管物质减少，而交感神经兴奋、儿茶酚胺增加所引起的血管收缩作用占优势，其净效应是阻力血管收缩、血流量减少，发生心肌缺血。我们大家所熟悉的"劳力性心绞痛"，其发生原理大多与内皮细胞功能障碍有关。说简单一点，就是冠状动脉该扩张时却偏偏要收缩，怎能不造成缺血？

内皮细胞功能障碍造成的这种"不适时的血管收缩"，不只是引起劳力性心绞痛，与急性冠脉综合征（见下文）的发生也有密切关系。当粥样斑块破裂，发生血小板聚集、血栓形成时，正常内皮细胞的反应是释放扩血管物质，使血管扩张；而病变的内皮细胞则不能做出这种反应，此时，血小板聚集、血栓形成过程中的一些活性物质直接引起血管收缩，加重心肌缺血。

四、心肌缺血的后果

心脏的某个区域缺血，这个区域的心肌会受到损伤，最早出现的损伤是供氧不足，并且立即发生局部代谢产物堆积。由于供氧不足，能量代谢异常，导致一过性心脏收缩和舒张功能减低，也就是说心脏这个"泵"突然发生故障。这种故障迅速通过左心房、肺静脉传递到肺循环，进而引发肺充血，患者可突然发生胸闷和呼吸困难；局部代谢产物堆积可激活胸部的痛觉感受器，发生心绞痛；能量代谢异常和代谢产物堆积均有可能影响心肌的电活动，诱发心律失常，甚至诱发致命的心律失常。

发生了心肌缺血，这块心肌的命运会怎样？其后果取决于心肌缺血的严重程度和持续时间。缺血心肌可以有以下三种命运。

一是完全恢复正常。如果缺血程度不严重、缺血时间短暂，那么缺血心肌的组织结构和功能可以快速而完全地恢复正常。在大多数情况下，心绞痛就属于这种情况。

二是心肌坏死。如果某一段血管突然栓塞，它所负责的这块心肌长时间失去血液供应，那么这块心肌就会发生坏死，这就是心肌梗死。在这里，关键词是时间，"时间就是心肌"。发生冠状血管栓塞以后，如果在2~3个小时解除栓塞，可以避免心肌坏死；如果在5~6个小时解除栓塞，可以挽救一部分心肌，缩小坏死面积；如果拖延更长时间，则心肌坏死难以幸免。

第三种命运是"心肌顿抑"和"心肌冬眠"。心脏的某个区域反复发生严重的、持续时间较长的缺血，久而久之，这个区域出现心肌收缩功能不正常（收缩无力），心肌的生物化学和超微结构也会出现异常改变，但是并没有发生心肌坏死。患者表现为心功能减退，超声心动图检查可以发现局部区域心肌收缩功能减弱。"顿抑"和"冬眠"的心肌是可逆的，成功地进行"再血管化治疗"（如冠脉搭桥或介入手术）以后，其结构和功能均可以恢复正常。

以上说到心肌缺血发生后，心肌的"命运"有三种；那么对于患者整体来说，心肌缺血又会造成什么后果呢？实际上，这个问题涉及冠心病的临床表现和临床类型。

传统上，冠心病临床类型的分类很复杂，造成临床诊断的混乱，而且对于治疗也没有明确的指导意义。

随着基础和临床研究的进展，近年来对冠心病的认识已经彻底更新。新的分类方法根据发病机制、病理生理和病情紧急程度，把冠心病分为两类：

> 慢性稳定型心绞痛（也称为稳定性冠心病）。
>
> 急性冠脉综合征（包括不稳定型心绞痛、急性心肌梗死、心源性猝死）。

新的分类方法抓住了冠心病的要害，使诊断、治疗、预防的思路变得简单而清晰。

第三节　两类心肌缺血，性质截然不同

冠心病是一种慢性病，病程长达数年、数十年，往往伴随患者一生。在漫长的病程中，时而无症状，时而出现症状；时而轻松，时而沉重；说

不定什么时候可能突然发生心肌梗死甚至心源性猝死;部分患者在经历了漫长的心肌缺血或者反复心肌梗死以后,发展为慢性心功能不全(心力衰竭)。

如此复杂多变的临床表现,其深层次的原因都归结到心肌缺血。心肌缺血发生的原理不同、快慢不同、严重程度不同、持续时间不同,决定着患者不同的临床表现和后果。

尽管心肌缺血有这么多的不同,我们可以根据其发生原理把它划分为两大类。第一类心肌缺血的发生主要与管腔狭窄、内皮细胞功能障碍有关,统称为慢性稳定型心绞痛;第二类心肌缺血的发生主要与斑块破溃、血小板凝聚和血栓形成有关,统称为急性冠脉综合征。我们在本书中经常提到"急性血管事件",急性冠脉综合征就是这样一种"急性血管事件",情况紧急而严重,必须分秒必争地、正确地进行处理。

一、慢性稳定型心绞痛(稳定性冠心病)

慢性稳定型心绞痛,又称稳定性冠心病。顾名思义,患者的病情处于相对稳定状态,主要表现为反复发生"稳定型心绞痛"。心绞痛的发生有一定的规律性,往往在劳累、体力活动、情绪激动、饱餐、寒冷等情况下发作,患者对心绞痛的发作常常可以预测;每次发作的表现差不多,休息一会儿能自行缓解,一般不超过5~10分钟;如果发作时舌下含服硝酸甘油,可以更快缓解。

虽说称之为心绞痛,实际上多数患者的感受并非"疼痛",而是一种说不清楚的"不舒服",常常被描述为胸部"压迫""紧缩""沉重""堵塞"的感觉。有的患者会述说"就像大石头压在胸口上"。发作时,还可以伴随呼吸困难、心悸(心慌、心跳的感觉)、出汗、恶心等症状。随着心绞痛的缓解，这些伴随症状也会随之缓解。

心绞痛的部位并不十分明确。如果患者用一个手指标明疼痛点，那多半不是心绞痛。患者往往用整个手掌来指出大概的部位：多位于胸骨后、心前区，也可位于颈部、胸部、背部、上腹部、手臂等处的任何部位。这种"疼痛"或"不舒服"的感觉常常放射到左侧肩部和上臂内侧。

当有人向你述说反复发生胸部疼痛不适的时候，绝不能立即认为这就是冠心病心绞痛，因为有许多疾病的表现可以与心绞痛相似。这些疾病涉及食管、胃肠道、胆道系统、胸膜和胸壁、心包、胸部的骨骼肌、颈椎和胸椎等。上述组织和器官的疾病所引起的胸痛，叫作"非心源性胸痛"。通过详细地询问病史、体格检查，以及必要的辅助检查，可以把心绞痛与"非心源性胸痛"区别开来。

医生往往需要利用一些辅助检查方法来帮助心绞痛的诊断和鉴别诊断、判断心绞痛的性质。有些方法是最基本的，如心电图、超声心动图、血液生化检查等；有些方法代价昂贵，或者有一定创伤，或者有一定风险，只能根据需要来选择。我们将在本章第四节对辅助检查方法进行简要介绍。

现在让我们小结一下：慢性稳定型心绞痛的最大特点是疼痛发作有一定的规律，而且这种规律性的发作有相当长的历史（数月甚至数年）；发作有一定的诱因，每次发作的表现差不多，休息一会儿能自行缓解。

慢性稳定型心绞痛的病理基础是动脉管腔狭窄、内皮细胞功能障碍。本章第二节已经讨论过，当冠状动脉有一个部位或者几个部位发生粥样硬化，造成机械性管腔狭窄达到一定的程度（60%以上），虽然休息状态下的血流量仍可以满足需要，但是在心肌氧耗量增加时（如体力活动），阻力血管的扩张不足以进一步增加血流量，就会发生"劳力性心肌缺血"。慢性稳定型心绞痛的病理改变不涉及斑块破裂和血栓形成，或者说，斑块处于相对稳定状态。

对慢性稳定型心绞痛做了上面的描述，请读者不要产生一种错觉，认为慢性稳定型心绞痛没什么危险，发作时休息一下、含一片硝酸甘油就万事大吉了。须知，对于慢性稳定型心绞痛，如果不进行合理治疗，听之任之，病情随时可以发生转化，即转化为急性冠脉综合征。危险如影随形，不可掉以轻心。

明白了上述道理，就很容易理解慢性稳定型心绞痛的治疗原则，那就是标本兼治、长短结合。心绞痛发作时，要尽快去除诱因（休息、稳定情绪等），使用扩张冠状动脉的药物，这是"治标"、治眼前；同时一定不可忘了"治本"、治长远。治本、治长远有两个目标，一是要阻止粥样硬化的进一步发展，二是要防止病情转化，由稳定性冠心病转化为急性冠脉综合征。治疗方法包括控制和消除动脉粥样硬化的危险因素，稳定斑块，改善内皮细胞功能，抑制血小板凝聚等。具体的治疗方法将在本章第五节介绍。

慢性稳定型心绞痛是否可以手术治疗？这需要具体分析。部分患者病变涉及冠状动脉主干，有大面积心肌缺血，或者单纯药物治疗难以控制心绞痛，应当积极地选择手术治疗（冠脉搭桥或介入治疗）。

二、急性冠脉综合征

急性冠脉综合征是一种威胁生命的紧急状态。在冠心病患者漫长的病程中，任何时期都有可能发生这种紧急状态。有的患者过去没有诊断冠心病，也没有症状，突然发生了急性冠脉综合征；有的患者过去诊断为稳定性冠心病，因病情转化，发生了急性冠脉综合征；也有的患者曾经发生过多次急性冠脉综合征。

急性冠脉综合征有一个共同的发病机理：动脉粥样斑块破裂，继而血小板聚集并形成冠状动脉内血栓。由于斑块部位血栓形成，突然造成冠状动脉严重狭窄乃至完全闭塞，导致该血管所负责的区域严重缺血或血液供应中断。

突然发生的严重缺血或血液供应中断可以导致多种严重后果，其严重程度取决于冠状动脉梗阻程度、缺血的状况、局部和全身的反应。如果形成大的血栓，导致血管腔完全堵塞，通常引起心肌梗死，心电图反映出严重心肌损伤（ST 段抬高，继后 Q 波形成）；如果血栓只部分地堵塞血管，或者虽然完全堵塞但迅速自行再通，心肌缺血不十分严重、缺血持续时间不长，则表现为不稳定型心绞痛，或者非 ST 段抬高型心肌梗死。

急性冠脉综合征的发作形式主要有以下四种：不稳定型心绞痛、非 ST 段抬高型心肌梗死、ST 段抬高型心肌梗死、心源性猝死。

心源性猝死是指由于心脏病造成的突然死亡，其中半数以上的直接病因是急性冠脉综合征。由于患者可以有，也可以没有冠心病的病史，因此心源性猝死的诊断有赖于事后的病理解剖。读者可能从媒体报道中听说过一些英年早逝的名人，他们的突然死亡多属于心源性猝死，急性冠脉综合征是最大的嫌疑犯。

撇开心源性猝死不提，急性冠脉综合征的另外三种表现形式有一定的规律可循。从不稳定型心绞痛，到非 ST 段抬高型心肌梗死，再到 ST 段抬高型心肌梗死，是一个连续演变的病理生理过程，其心肌损伤程度、临床症状、实验室检查指标（血清标记物）的严重程度逐步上升。

不稳定型心绞痛：这是急性冠脉综合征最轻的表现形式。**一部分患者**

过去有稳定型心绞痛，近几天疼痛的程度、节奏和性质发生了明显的变化，如疼痛发作更加频繁、每次发作持续时间更长、硝酸酯类药物的作用变差等。患者可能述说：过去每次疼痛发作都有一定的诱因，而现在往往休息时也会发作。医生把这种现象描述为"安静时心绞痛"，是急性冠脉综合征的一种表现。有的患者过去没有冠心病症状，新近发生严重的心绞痛，这也是急性冠脉综合征的常见表现，称为"新发心绞痛"。疼痛发作时进行心电图检查，会发现相关导联出现ST压低和T波倒置，发作过后可以部分或完全恢复正常（图12-2）。

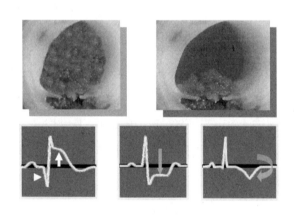

图12-2 急性冠脉综合征的心电图表现

左侧：ST段抬高型心肌梗死，图示冠状动脉完全堵塞，心电图ST段抬高（向上的箭头）、病理性Q波（箭头）形成。

右侧：不稳定型心绞痛和非ST段抬高型心肌梗死，图示冠状动脉血栓形成，但血流未中断，心电图ST段水平压低（长箭）、T波倒置（弧形箭）。

非ST段抬高型心肌梗死：临床症状及心电图表现与不稳定型心绞痛相似。两者的区别在于，非ST段抬高型心肌梗死的缺血程度较重，并造成一定程度的心肌坏死，即血液中检测到少量的心肌坏死标记物。但是两者的心电图表现相似（没有ST段抬高），冠状动脉内血栓形成的性质相同（后述）。

ST 段抬高型心肌梗死：胸痛发作的性质与不稳定型心绞痛相似，但程度更严重、持续时间更长、放射范围更广。疼痛逐渐加重，休息和含服硝酸甘油效果不佳。常常伴有出汗、心悸、皮肤湿冷和苍白。但是必须注意，单凭胸痛症状诊断心肌梗死并不可靠，少部分（约 25%）患者发生急性心肌梗死可以没有胸痛的表现，尤其是合并糖尿病的患者。因此，对于急性心肌梗死的诊断，心电图检查和血清标记物检测是不可缺少的。

心电图表现为一系列的演变过程：开始为 ST 段抬高，1~2 天演变为 T 波倒置，并出现病理性 Q 波（图 12-2）。值得注意的是，早期的治疗干预常常使心电图演变过程不典型。

心肌坏死的血清标记物检测，对于急性心肌梗死的诊断、病程演变的判断以及预后的估计非常重要。发生心肌梗死以后，心肌组织的坏死导致肌纤维断裂，心肌细胞内的大分子物质渗漏到组织间隙，最终进入血液循环。这些物质是心肌细胞内所特有的，正常情况下在血液循环中不能检测到它们的存在；一旦检测到，表明有心肌细胞坏死，所以称之为心肌坏死的血清标记物。最重要的血清标记物是肌钙蛋白，它于心肌梗死后 3~4 小时开始在血液循环中升高，18~36 小时达到高峰，然后缓慢下降，可以持续存在 10~14 天。此外，常用的血清标记物还有肌酸激酶同工酶 B（CK-MB）、肌红蛋白、乳酸脱氢酶等。

急性冠脉综合征是一种临床紧急状态，区分不同的临床类型，其根本目的是尽快确定并实施正确的治疗方案。如果把临床类型划分得很细、很复杂，势必在诊断分型上耽误更多时间，迟迟不能作出临床决策。从这个角度出发，现在更倾向于把急性冠脉综合征分为两种类型：

①非 ST 段抬高的急性冠脉综合征：包括不稳定型心绞痛和非 ST 段抬高型心肌梗死；

② ST 段抬高的急性冠脉综合征：即 ST 段抬高型心肌梗死。

大量的冠状动脉造影资料显示,对于 ST 段抬高型心肌梗死患者,病变相关的血管多为完全性闭塞,而对于不稳定型心绞痛和非 ST 段抬高型心肌梗死患者,其病变相关的血管仅存在不规则的狭窄,并没有发生血流阻断。病理学研究证明,冠状动脉内血栓的成分和结构也有区别。对于 ST 段抬高型心肌梗死患者,为含有大量纤维蛋白的红血栓;而对于不稳定型心绞痛和非 ST 段抬高型心肌梗死患者,为富含血小板的白色血栓。

把急性冠脉综合征划分为上述两种类型,对决定是否进行溶栓治疗有重要意义。在冠状动脉内血栓形成的最初 2~6 小时,溶栓是争取血管再通的重要手段之一。溶栓的目的是加速冠状动脉内血栓溶解和恢复血流。溶栓药物是纤维蛋白溶解剂,通过激活体内的纤维蛋白溶解系统而发挥作用(参见第二章第五节凝血与抗凝血)。对于 ST 段抬高的急性冠脉综合征,其冠状动脉内形成的红血栓含有大量纤维蛋白,溶栓治疗可以带来益处;而对于非 ST 段抬高的急性冠脉综合征,溶栓治疗非但无益,反而有害。

第四节　怎样诊断冠心病?

如果一个成年人出现胸部疼痛不适,自然会联想到"我是不是得了冠心病?"

接下来去找医生,医生会询问一大堆问题,然后让你进行一系列检查。检查结果出来以后,也不一定能得到明确的诊断。有时候不得不诊断"可能为冠心病"。

冠心病的诊断确实有一定难度。这是因为冠状动脉长在心脏上,医生不可能直接看到它是否发生了粥样硬化、是否造成了血管狭窄、是否有血栓形成，只能通过患者的症状和一些特殊检查结果进行分析判断。但是，冠心病的临床表现多种多样，很容易发生漏诊、误诊甚至滥诊；检查方法很多，很容易发生漏用、误用甚至滥用；检查结果变化多端，很容易造成误判甚至滥判。

因此，冠心病的诊断不能太随便，要讲证据。证据从哪里来？一是分析病史和临床表现，二是分析危险因素，三是借助必要的特殊检查。

关于临床表现，我们在第三节已经对心绞痛进行了描述，同时提到了可能与心绞痛混淆的、心脏以外的原因所造成的胸痛。必须认真分析胸痛的性质，细致鉴别其他原因造成的胸痛。

分析危险因素对诊断有很大的帮助。比如一位患者表现为反复发作的胸痛，处于冠心病高发年龄（男性40岁以上，女性绝经期以后），存在多种危险因素（血脂异常、高血压、吸烟、糖尿病、超重、紧张等），有早发冠心病家族史，那么冠心病的可能性比较大。他身上存在的危险因素越多、程度越严重，冠心病的可能性就越大。

接下来要进行一些必要的检查。与冠心病有关的检查方法很多，不能漫无边际地做一大堆检查，既耽误诊断，又浪费资源。要有针对性地选择检查项目，达到两个目标：一是尽快明确诊断，二是为制定正确的治疗方案提供可靠的依据。

深入一层来讲，当作出"冠心病"诊断的时候，还必须进一步回答以下几个问题：

（1）当前有无心肌缺血或心肌梗死？

（2）心肌缺血或心肌梗死的严重程度如何？

（3）冠状动脉病变所涉及的部位和范围如何？

（4）是稳定性冠心病还是急性冠脉综合征？如果是后者，那么是

"ST 段抬高的急性冠脉综合征"还是"非 ST 段抬高的急性冠脉综合征"？

弄清楚上述问题十分重要，涉及对病情严重程度和紧急程度的判断。在临床上，用一句"行话"来表述这种判断，叫作"危险度分层"，分为低危、中危、高危。危险度不同，选择检查方法和治疗手段的思路也就不同，对于病人，这可是生死攸关的大事。

与冠心病诊断和鉴别诊断有关的检查方法可分为三类，一是心电图检查，二是影像学检查，三是血清标记物检查。

心电图检查：对于冠心病的诊断、分型、治疗监测及疗效评价，心电图检查是必不可少的。心电图不但能反映心脏跳动的频率和节律，还能反映心肌缺血状况，后者对冠心病的诊断有重要意义。

冠心病的心电图表现多种多样，有的患者任何时候做心电图都有缺血改变，而有的患者只有当心绞痛发作时才出现缺血改变。常规心电图只能反映检查时的情况，必须结合患者的临床症状进行判断。例如心绞痛发作时的心电图有缺血表现，发作间歇期的心电图恢复正常，对诊断有很大的帮助。

临床常见的问题是，患者在出现症状时往往没有条件进行心电图检查，而到达医院后症状已经缓解，心电图没有反映缺血表现，既不能肯定也不能否定患者的症状是不是心绞痛。这是常规心电图检查的局限性。

动态心电图可以在一定程度上弥补这一缺陷，通过对 24 小时连续记录的心电图进行分析，有利于寻找心电图缺血改变与患者自觉症状之间的联系。

心电图运动试验是弥补上述缺陷的另一种检查方法。这是一类专门设计的定量运动设施（运动平板或踏车），受检者在进行逐步升级的运动过程中连续记录心电图。当运动达到一定级别时心电图出现缺血改变，或诱发心绞痛，对冠心病诊断有帮助。此外，心电图运动试验对判断心肌缺血程度、评价治疗效果等也有帮助。

无创影像学检查：影像学检查方法很多、发展很快。总体上可归纳为两类，一类是非创伤的，不需要插导管，主要借助仪器设备；另一类是有创伤的，需要插导管。前者包括 X 线胸片、超声检查、心肌核素显像、CT 血管造影、心脏磁共振成像等；后者主要指冠状动脉造影。

X 线胸片检查：患者出现不明原因的胸痛，都应接受 X 线胸片检查，这有助于发现肺部、胸膜、胸廓等部位的病变（如肺炎、气胸、胸腔积液、肋骨骨折等），避免将这些部位的疾病误诊为心绞痛。

超声检查：包括超声心动图和其他相关部位的超声检查。胆道疾病（如胆结石、胆囊炎等）有时可表现为胸痛，超声检查有利于鉴别诊断。超声心动图对早期或轻型冠心病的诊断帮助不大，但对于心肌梗死和严重心肌缺血患者，可以发现心室壁节段性运动障碍，即缺血部位的心肌运动减弱、运动消失或反向运动，有助于诊断。此外，超声心动图对冠心病的鉴别诊断也有帮助，例如心脏瓣膜病、心肌病、急性肺栓塞等疾病引起的胸痛，需要与冠心病相鉴别，超声心动图检查对这些疾病的诊断有重要帮助。

心肌核素显像：包括正电子发射体层摄影（PET）和单光子发射计算机断层扫描（SPECT）。此类方法可直接检测心肌缺血状况和心室壁运动异常，并可评价心功能，适用于中等危险度、病情不十分紧急的胸痛患者。缺点是检查耗时较长，不能紧急进行，有较多的因素会影响结果判断。

CT 血管造影：应用高分辨率 CT，可以从多角度显示冠状动脉的起源和走行途径，显示管腔和管壁结构，对狭窄病变进行定量和定性分析，并能提供斑块及血管周围组织的形态学信息，对冠心病诊断具有很高的价值。但是目前 CT 血管造影并不能取代冠脉造影和其他常规检查手段，这是因为：①对于危险度较低的患者，把 CT 血管造影作为冠心病筛查手段是不合理的，一方面检查费用昂贵，另一方面这项检查使受检者暴露于大剂量的射线，不可忽略其远期风险；②对于危险度较高或者病情紧急的患者，宁可选择导管冠脉造影，因为后者可以在明确诊断的同时进行介入治疗；③高龄患者的冠状动脉常常有严重的钙化，而钙化病变对 CT 血管造影造成干扰，致使不能准确判断管腔和斑块的情况。因此 CT 血管造影主要适用于中等危险度、35~60 岁的胸痛患者。此类患者被怀疑为冠心病，用常规检查手段不能确诊，但是临床危险度不高，不适合或不愿意选择冠脉造影，可以考虑 CT 血管造影，旨在明确诊断。

心脏磁共振成像：心脏磁共振成像技术不仅能全面显示心脏的结构，而且可以对心脏搏动的过程进行动态成像，从而评价心脏功能，正在发展为心脏病诊断和鉴别诊断的理想方法。

冠脉造影检查：冠脉造影目前仍然是诊断冠心病的金标准。这是一种"侵入性"检查，从患者的外周大动脉插入导管，在专门的 X 线造影设备监测之下，将导管送到冠状动脉内，注射造影剂之后连续拍摄 X 线片（就像拍电影一样）。随着造影剂从冠状动脉近端流向远端，冠状动脉及其大小分支都可以清晰地显示。通过冠脉造影，能确定冠状动脉狭窄或者闭塞的具体部位以及狭窄的程度（图 12-3）。如果发现适宜进行介入治疗的病变，则可以同时进行治疗（置入冠脉支架）。冠脉造影毕竟是一种创伤性检查，有一定的手术风险，而且费用昂贵，应谨慎选择适应证。评估为低、中危险度的患者一般不考虑冠脉造影；临床高度怀疑冠心病、评估为高危险度的患者，应该考虑进行冠脉造影检查，旨在及时确诊、及时进行必要的介入治疗，避免延误诊断和治疗时机。

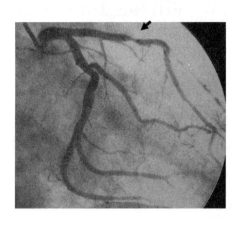

图 12-3　冠状动脉造影图例（黑色箭头：左冠状动脉前降支狭窄）

血清标记物检查：血清标记物检查用来判断是否存在心肌坏死。心肌纤维的构造十分复杂，其中有一些独特的成分，在全身其他组织器官都没有。正常情况下，心肌纤维结构完好，而且有完整的细胞膜保护，这些独特的成分不会跑到血液中去；一旦发生心肌损伤、坏死，心肌纤维结构破坏，这些独特的成分就会跑到血液中去。因此，如果在血液中检测到心肌细胞所独有的成分，就提示存在心肌损伤或坏死。

最重要的血清标记物是心脏特异性肌钙蛋白（Tn）。发生心肌梗死后3~4 小时，外周血液中的肌钙蛋白开始升高，18~36 小时达到高峰，可持续存在 10~14 天。

另一个重要的血清标记物是肌酸激酶同工酶 B（CK-MB），发生心肌梗死后 3~8 小时开始升高，24 小时达高峰，48~72 小时降至正常。

上述两种血清标记物在心肌梗死后最初 1~2 小时检测不到，不利于早期诊断。还有一种血清标记物叫作肌红蛋白，在心肌损伤后很快就释放入血，心肌梗死后 1 小时就可能检测到，对早期诊断有帮助。

第五节 慢性稳定型心绞痛的治疗

慢性稳定型心绞痛患者如果不接受长期的、正确的治疗，随时可以转化为急性冠脉综合征。如果读者或者你的亲友被诊断为慢性稳定型心绞痛，一定要认真接受治疗。治疗目的有两个，一是改善心肌缺血、缓解心绞痛症状，二是防止急性冠脉综合征的发生。为了达到这两个目的，应该采取以下治疗措施：

①控制危险因素；

②抗血小板凝聚；

③抗心肌缺血；

④改善心肌代谢；

⑤对于有适应证的患者应用肾素—血管紧张素—醛固酮系统阻滞剂；

⑥对于有适应证的患者慎重选择介入治疗或手术治疗。

一、控制危险因素

控制危险因素是治疗冠心病的关键措施。要从生理、心理、生活方式、社会环境等各个层面进行仔细筛查，针对存在的危险因素制定控制方案。要帮助患者建立一种信念：通过持之以恒地控制危险因素，可以使动脉粥样硬化斑块趋于稳定甚至逐步消退，控制危险因素就是"治本"，就是治疗冠心病的"灵丹妙药"。控制危险因素的主要措施如下。

1. 开始并坚持健康的生活方式

从饮食、运动、心理、行为习惯等各个方面纠正不良生活方式；对于超重或腰围超标的患者，通过平衡能量摄入与运动、接受行为训练等方法逐步减重。详细内容参见第六章"危险因素解读"。

2. 降脂

限制饱和脂肪、反式脂肪及胆固醇的摄入，适当增加植物固醇（如大豆、粗粮）和可溶性纤维的摄入。积极纠正血脂异常，尤其强调降低低密度脂蛋白胆固醇（LDL-C）。只要没有禁忌证，主张长期服用适当剂量的他汀类药物，使 LDL-C 保持在低水平。服用他汀类药物的好处不仅仅是降低胆固醇，还能稳定斑块、抑制斑块的炎症反应，从而防止发生急性冠脉综合征。如果服用常规剂量的他汀类药物不能使 LDL-C 达标，应考虑联合应用降血脂药物。详细内容参见第八章血脂异常，你是否还在举棋不定？

3. 降压

合并高血压的冠心病患者，要积极控制血压，使血压维持在 140/90 mmHg 以下；合并糖尿病或肾功能不全的患者，降压标准适当从严，使血压维持在 130/80 mmHg 以下。降压药物应优先选择 β 受体阻滞剂、ACEI/ARB，必要时联合应用其他种类的降压药物。要注意降压的"质量"，追求 24 小时平稳降压，避免血压大起大落。老年患者往往表现为收缩期高血压，要注意在降低收缩压的同时避免舒张压过低。详细内容参见第九章高血压那些事儿。

4. 戒烟

吸烟通过多种途径促进动脉粥样硬化、诱发急性血管事件，这是不争的事实。戒烟并避免被动吸烟，无论怎么强调都不过分。详细内容参见第六章危险因素解读。

5. 运动

鼓励患者每天（或每周至少 5 天）进行 30~60 分钟的体力活动，以有氧运动为主，如快步走、打太极拳、跳交谊舞等，并逐渐增加日常活动（步行、工间操、园艺或家务等）。增加运动量和延长运动时间要循序渐进，不可操之过急。对于近期曾发生急性冠脉综合征、接受血运重建手术（冠脉搭桥、冠脉支架植入）、存在心脏功能不全或者高龄患者，建议在医疗监护下完成运动项目，制定个体化的运动处方。适当的运动能增进心肺功能，降低血压、血脂和血糖水平，改善糖脂代谢，调节内分泌系统和自主神经功能；肌肉运动使骨骼、关节和肌肉强壮，延缓身体运动功能衰退。此外，合理运动可以减轻压力，使人产生愉悦感，缓解紧张、焦虑情绪，改善抑郁症状。因此，冠心病患者应当认识到，运动也是一种不可替代的治疗。

6. 控制糖尿病

冠心病患者半数以上合并糖尿病或糖代谢异常。合并糖尿病的患者，如果血糖不能得到良好控制，它的危险程度就会显著增高，更容易发生心肌梗死、脑卒中、心力衰竭、肾功能不全等，预后也更差。因此，合并糖尿病的冠心病患者要通过生活方式干预和药物治疗积极控制血糖。详细内容参见第十章糖尿病那些事儿。

二、抗血小板凝聚

急性冠脉综合征有一个共同的发病机理：动脉粥样斑块破裂，继而血小板聚集并形成冠状动脉内血栓。由此可见，**预防急性冠脉综合征的要点有两个，一是想办法使粥样斑块趋于稳定，不要发生破裂；二是想办法使血小板不容易发生凝聚。** 怎样才能使粥样斑块趋于稳定呢？办法就是上文所说的控制危险因素，尤其是降低胆固醇（强调使用他汀类药物）、降压、戒烟、控制高血糖；怎样才能使血小板不容易发生凝聚呢？办法就是长期服用小剂量阿司匹林（每天 75~150 mg）。**所有冠心病患者，只要没有禁忌证，都要毫不犹豫地长期服用阿司匹林。**迄今为止所有的临床研究都证明，长期服用阿司匹林可以显著减少急性血管事件的发生率，显著降低死亡率和反复住院率。阿司匹林是稳定性冠心病治疗的基石，这个说法一点也不过分。

血小板是凝血过程的急先锋。血液中有很多血小板，它们在没有被激活的时候很安静；一旦被激活就会发生强烈的反应——黏附、聚集、释放凝血因子。当粥样斑块发生破裂时，流经此处的血小板被激活，立即发生黏附和聚集（相互连接在一起），形成血小板血栓，并促使凝血过程继续进行下去。阿司匹林通过抑制血小板的前列腺素环氧酶，阻断血栓素 A_2 的生成，从而抑制血小板凝聚。只要每天口服阿司匹林 75~150 mg（通常推荐每天 100 mg），就可以发挥抑制血小板凝聚的作用。每天 100 mg 是一个很小的剂量，对于绝大多数患者是安全的。对阿司匹林有禁忌证的患者，可口服氯吡格雷替代。

三、抗心肌缺血

抗心肌缺血治疗有两个目的，一是缓解心绞痛症状，减少发作频率，缩短发作时间；二是减轻心肌缺血对心脏造成的损害，保护心脏正常结构和功能。抗心肌缺血药物主要有以下三类。

1. 硝酸酯类药物

硝酸酯类药物用于治疗冠心病心绞痛已经有 100 多年的历史。这类药物主要通过扩张静脉血管和大冠状动脉，降低心脏负荷、减少心肌氧耗量，从而发挥抗心绞痛作用。一般的人都知道，心绞痛发作时舌下含服硝酸甘油。实际上硝酸酯类药物不光是指硝酸甘油，现代硝酸酯类药物有多种制剂，总体上可分为三类：硝酸甘油、硝酸异山梨酯和单硝酸异山梨酯。硝酸甘油的制剂有片剂、缓释片、喷雾剂、贴膜剂、注射剂等；硝酸异山梨酯、单硝酸异山梨酯分别有片剂和缓释片。

合理应用硝酸酯类药物，应注意以下几点：①硝酸酯类属于"治标"的药物，使用这类药物的目的是缓解心绞痛症状、预防心绞痛发作、改善运动耐量，并不能改善预后，也不能"治愈"冠心病。因此，并非所有患者都需要长期使用硝酸酯类药物。②如果长时间连续使用硝酸酯类药物，会产生耐药性。因此，当有必要长期使用硝酸酯类药物时，要采取"偏心给药"的方法，保证血液中每天至少8小时没有硝酸酯，使药效得以恢复。现代推出的单硝酸异山梨酯缓释片就是按照上述要求设计的，每天只需服药一次。③对于表现为无痛性心肌缺血的患者，尽管没有心绞痛症状，也应该使用硝酸酯类药物，旨在改善心肌缺血。④硝酸酯类药物有降低血压、心率加快、引起头痛等副作用。对于低血压、老龄、虚弱等情况，要注意避免严重不良反应。

2. β 受体阻滞剂

β 受体阻滞剂是治疗冠心病的基础药物，既能缓解症状，又能改善预后、显著降低死亡率。无论是稳定性冠心病还是急性冠脉综合征，只要无禁忌证，β 受体阻滞剂应作为初始治疗药物，并长期应用。这一类药物也有很多品种，其中美托洛尔（倍他洛克）为公众所熟悉。

β 受体阻滞剂的药理作用是对抗 β 受体，使 β 受体的生物学活性降低。人体内有两种 β 受体——β_1 受体和 β_2 受体。β_1 受体只分布于心肌细胞，β 受体阻滞剂通过阻断 β_1 受体，可以减慢心率、减弱心肌收缩力、减少心肌氧耗量，从而缓解心绞痛，缓解心肌缺血。同时由于心率减慢、舒张期延长，有利于增加冠脉供血。β_2 受体分布很广泛，遍布于外周血管和支气管。如果 β_2 受体被阻断，会引起支气管痉挛（诱发哮喘）

和血管收缩，一般情况下这是我们不希望发生的。

不同的 β 受体阻滞剂对两种 β 受体的亲和力有很大差别。在用于冠心病治疗时，我们希望所选择的 β 受体阻滞剂只作用于 $β_1$ 受体，而对 $β_2$ 受体没有作用或者作用非常弱。临床常用的美托洛尔就具有这样的特性，它对 $β_1$ 受体和 $β_2$ 受体的亲和力为 30：1；还有一种 β 受体阻滞剂叫作比索洛尔，它对 $β_1$ 受体和 $β_2$ 受体的亲和力为 70：1，对 $β_1$ 受体有更高的选择性。

β 受体阻滞剂在冠心病治疗中处于不可替代的重要地位。除了上文所提到的抗心绞痛、抗心肌缺血作用以外，还有明确的心脏保护作用：抑制交感神经活性、降低心率及血压、抗心律失常、逆转心肌肥厚等。如果读者或者你的亲友是冠心病患者，我对你提出以下建议：①只要无禁忌证（支气管哮喘、严重心动过缓、心脏传导阻滞等），一定要长期使用 β 受体阻滞剂；②具体使用方法要咨询医师，一般应从小剂量开始，分阶段逐步增加剂量，每个观察阶段一般为 2 周；③定期复查心电图和血压；④力求达到目标剂量，然后长期维持。每个人的目标剂量不一样，以美托洛尔为例，有的人每天 100 mg 达到目标剂量，而有的人每天 200 mg 才达到目标剂量，要根据心率、血压、患者的症状和自我感受等进行评价。因此在调整剂量的阶段要定期看医生。

3. 钙通道阻滞剂

钙通道阻滞剂是一大类药物，它们共同的药理作用是阻滞血管平滑肌和心肌细胞膜上的钙离子通道，发挥扩张血管、减慢心率、减弱心肌收缩力等作用。但是钙通道阻滞剂包括很多种药物，药理作用有很大差别，从化学结构上可分为二氢吡啶类（药名中都有"地平"两个字）和非二氢吡啶类；从作用时间上可分为短效、中效和长效。

以下情况可以考虑联合应用钙通道阻滞剂：①常规方法不能有效控制

心绞痛发作，特别是经常于凌晨发作心绞痛者，适宜联合应用长效钙通道阻滞剂如氨氯地平；②变异性心绞痛，即心绞痛发作是由于强烈的血管痉挛所造成的，宜使用短效钙通道阻滞剂如硝苯地平、地尔硫䓬注射剂等；③冠心病合并高血压、心率快者，可酌情选用地尔硫䓬，它具有解除冠脉痉挛、降低血压、减慢心率的作用。

冠心病患者应用钙通道阻滞剂须注意两点，一是对合并心功能不全的患者，应避免使用钙通道阻滞剂，尤其是短效钙通道阻滞剂，因为此类药物对心肌收缩力有抑制作用；第二，使用钙通道阻滞剂的目的是缓解症状，大多数钙通道阻滞剂没有被证明具有改善冠心病预后的作用，因此钙通道阻滞剂不属于冠心病的基础用药。

四、代谢治疗

心肌细胞内的氧化产能过程，有赖于血液循环不停地供应"燃料"和氧气，产生的能量物质叫作三磷酸腺苷（ATP）。主要"燃料"有两种，一种是游离脂肪酸，另一种是葡萄糖。正常情况下，游离脂肪酸氧化产生心脏所需能量的60%~70%，葡萄糖产能占30%~40%。在氧气供应充足的情况下，葡萄糖氧化产能的效率更高，即产生等量的ATP，葡萄糖氧化途径较脂肪酸氧化途径更节约氧气。

当心肌缺血时，氧气供应不足，心肌能量代谢的两条途径发生改变，表现为：第一，游离脂肪酸氧化途径增强，造成心肌细胞氧利用效率降低（耗氧量增加），而且由于细胞内游离脂肪酸消耗过多，会加重细胞膜损伤；第二，葡萄糖氧化途径减弱，无氧糖酵解增强，造成细胞内乳酸堆积、细胞内酸中毒、钙离子超载，心肌细胞的稳定性受到破坏。

治疗冠心病，我们在抗心肌缺血的同时，还要想办法纠正缺血造成的能量代谢异常。我们已经有了这样的药物，那就是曲美他嗪（万爽力）。这类药物能选择性地抑制脂肪酸氧化过程中的一种酶，使脂肪酸氧化减弱，葡萄糖氧化则相应增强，提高心肌细胞的氧利用效率，减少糖酵解，减轻细胞内酸中毒和钙离子超载，从而发挥保护心肌细胞的作用。

曲美他嗪的临床应用已经有数十年的历史，大量临床实验证实这种药物可有效缓解心绞痛症状、改善心脏功能、提高运动耐量。对于合并心功能不全、接受介入治疗的患者均可以应用。此外，曲美他嗪安全性好，与传统的抗心肌缺血药物联合应用无不良反应。

五、肾素—血管紧张素—醛固酮系统阻滞剂

人体在进化过程中形成了非常复杂而强大的自我调节系统，肾素—血管紧张素—醛固酮系统（RAA）就是这些调节系统中的重要成员。

当心脑血管出现问题的时候，比如高血压、高血糖、心肌缺血等，RAA系统的活性升高，产生更多的血管紧张素和醛固酮类物质，这些物质具有强大的生物学活性，引起血管收缩、水钠潴留，并且对许多重要组织和脏器的代谢产生重要影响。

RAA系统的这种反应在本质上是一种生物学保护机制，但是，如果致病因素持续存在，RAA系统长期处于活化状态，就会对整个心血管系统和许多重要脏器造成损害。其中最著名的损害是"血管重构"和"心肌重构"。我们可以这样理解：对于心脑血管系统已经出了问题的人，不能放任RAA系统长期处于活化状态，应该想办法让它"少安毋躁"。否则，就会使血管和心肌的结构和功能遭到破坏，增加急性血管事件风险，更快地向心力衰竭的方向进展。

怎样才能让 RAA 系统"少安毋躁"呢？那就是肾素—血管紧张素—醛固酮系统阻滞剂。其实，我们在高血压那些事儿一章中已经提到过这类药物。

血管紧张素转换酶抑制剂（ACEI）：此类药物的名称中都有"普利"两个字，如卡托普利、依那普利、贝那普利（苯那普利）、培哚普利、雷米普利、福辛普利、赖诺普利、西拉普利等。

血管紧张素 Ⅱ 受体拮抗剂（ARB）：此类药物的名称中都有"沙坦"两个字，如氯沙坦、缬沙坦、伊贝沙坦（厄贝沙坦）、替米沙坦、坎地沙坦、依普沙坦、奥美沙坦等。

醛固酮拮抗剂：主要包括螺内酯（安替舒通）和依普利酮，前者是传统的醛固酮拮抗剂，后者是新开发的醛固酮拮抗剂。

肾素抑制剂：主要指阿利吉仑，是新开发的药物。

对于慢性稳定性冠心病患者，并非人人都必须服用上述药物。现行的治疗指南规定，冠心病合并左心功能不全、高血压、糖尿病、慢性肾病者，除非有禁忌证，均应常规服用 ACEI，即"普利"类药物。不能耐受 ACEI 者，建议常规服用 ARB，即"沙坦"类药物。醛固酮拮抗剂主要用于合并心力衰竭的患者。

必须强调，上述各类药物都有其适应证和禁忌证，只能在医师指导下应用。

六、什么情况下考虑介入治疗或手术治疗

我们用较大的篇幅叙述了稳定性冠心病的危险因素干预和药物治疗。也许有的读者会问：现在冠心病的介入治疗和手术治疗很流行，我的某某邻居安放了冠脉支架，某某熟人接受了冠脉搭桥手术。稳定性冠心病患者

是否也可以接受介入治疗或手术治疗？

这个问题提得非常好。

对于急性冠脉综合征患者，介入治疗和手术治疗应用非常普遍，特别是对于 ST 段抬高型心肌梗死，常常需要紧急做出决断，我们在下一节将会简要地介绍。

但是对于稳定性冠心病患者，介入治疗和手术治疗手段的应用则必须非常慎重。

对于大多数稳定性冠心病患者，通过长期坚持二级预防治疗，不仅可以改善症状，而且可以获得良好的预后。表现为症状逐步减轻和消除，有效防止急性冠脉综合征的发生，运动耐力提高，生活质量提高，甚至达到健康长寿的目标。获得这些益处的病理基础是动脉粥样硬化斑块趋于稳定，病变血管的生理功能得到不同程度的恢复，缺血心肌通过侧支循环的建立而重新得到良好的血液供应。

> 但是对于稳定性冠心病中的一部分患者，他们的冠状动脉病变比较严重，或者病变发生在某些关键部位，仅仅通过控制危险因素和充分的药物治疗很难达到上述治疗效果。这种情况下，就应当考虑介入治疗或手术治疗。

冠心病是一种非常复杂的疾病，其局部病变、相关脏器的状况、全身状况以及临床症状千差万别。虽然治疗方法很多，但是针对每一位患者的治疗方案都是独特的。一个治疗方案虽然非常适合患者甲，但不一定适合患者乙。医生面对的最大挑战是如何选择最佳治疗方案，使患者获得最大的益处、承担最小的风险。

稳定性冠心病患者中，有一部分人可以选择介入治疗或手术治疗，但是必须严格掌握适应证。适应证可归纳为两类，一是有利于改善预后，二是有利于改善症状。

改善预后：现有的研究证据表明，通过冠状动脉造影发现患者的冠状动脉病变具有以下特征之一，选择介入治疗或手术治疗有利于改善预后。①＞ 50% 左主干病变；②＞ 50% 前降支近端病变；③ 2 支或 3 支冠状动脉病变伴有左心室功能减低；④大面积心肌缺血，即缺血面积大于左心室总面积的 10%；⑤仅余下一支通畅的冠脉血管，其狭窄程度＞ 50%。

不难想象，冠状动脉主干或者粗大的分支发生病变，它造成心肌缺血的面积就比较大。此外，不同的血管分支所灌注的区域不同，其造成的影响也不同。例如，左冠状动脉前降支负责灌注左心室前壁和室间隔，这部分心肌对维持左心室的泵功能非常重要。如果前降支近端狭窄程度较重，势必影响左心功能。现在请读者回过头来看看上面写的那几条病变特征，就不难理解为什么在这些情况下可以考虑选择介入治疗或手术治疗。

改善症状：有的患者虽然实施了充分的药物治疗，但心绞痛症状仍然得不到良好控制，或者有心功能不全（运动耐力减低、呼吸困难）、大面积心肌缺血的表现。这类患者应该接受冠脉造影检查，根据检查结果，考虑选择介入治疗或手术治疗。

第六节　急性冠脉综合征的治疗

我们讨论急性冠脉综合征的治疗，采用的阐述方式与本章第五节有所不同：我们将不去详尽地阐述治疗方法和治疗药物，而着重阐述怎样尽快做出治疗决策。

一、关键在于及时地、正确地做出临床决策

急性冠脉综合征是一种临床紧急状态，必须尽快做出诊断、尽快做出临床决策，争分夺秒地付诸实施。对于急性冠脉综合征，临床上有一种说法，叫作"时间就是生命、时间就是心肌"。尽快做出正确的临床决策并付诸实施，可能挽救生命、挽救心肌、争取最佳预后；而犹豫不决、拖延时间，则可能造成更大面积的心肌损害，甚至付出生命代价。

虽然医生和医疗团队在临床决策中处于主导地位，但是患者及其亲属在决策过程中也扮演着重要角色。这是因为急性冠脉综合征的多种治疗手段都需要患者及其亲属的"知情同意"。

临床决策的制定和实施包括以下几个环节：临床资料的采集，医生对病情的分析和判断，临床决策的形成，医生与患者及其亲属的交流，医患之间达成共识，临床决策付诸实施。其中医生与患者及其亲属交流并达成共识的过程，是一个重要的"限速"环节。一方面，这取决于医生的"口才"，能否用通俗而简洁的语言和有效的表达方式，使患者及其亲属充分理解临床决策；另一方面，这也取决于患者及其亲属的理解能力，以及对医院和医生的信任程度。

二、临床决策是怎样做出的

急性冠脉综合征的主要治疗手段包括抗血小板治疗、抗凝治疗、溶栓治疗、介入治疗（PCI）、冠状动脉旁路移植术（搭桥手术）等。这些治疗手段涉及一系列"霸道"的药物或复杂的手术操作。鉴于本书的宗旨，

我们不去描述这些治疗手段，而着重阐述什么情况下适宜采用什么样的治疗手段。了解这些知识，有利于在医生与患者之间架起一座沟通的桥梁，加快医疗临床决策形成及付诸实施的进程。

我们首先需要了解的是，近 20 年来，临床医学对急性冠脉综合征的认识发生了重要的衍变和深化，主要体现在两个方面。一是"非 ST 段抬高"和"ST 段抬高"的划分，二是"高危"和"低危"的划分。在接诊一位急性冠脉综合征患者时，医生必须尽快对患者做出上述划分，这是尽快制定和实施临床决策的前提。

"非 ST 段抬高"和"ST 段抬高"的划分有两个很大的好处。一是能够反映病理生理的本质。大量的冠状动脉造影资料显示，对于 ST 段抬高的急性冠脉综合征，病变相关的血管多为完全性闭塞，而对于非 ST 段抬高的急性冠脉综合征，其病变相关的血管仅存在不规则的狭窄，并没有发生血流阻断。病理学研究证明，两者冠状动脉内血栓的成分和结构也有区别。对于 ST 段抬高的急性冠脉综合征，为含有大量纤维蛋白的红血栓；而对非 ST 段抬高的急性冠脉综合征，为富含血小板的白色血栓。由于明确了患者的病理生理本质，随之带来了第二个好处，那就是有利于尽快做出临床决策：要不要溶栓，要不要立即进行介入治疗，使用什么抗凝剂，怎样进行抗血小板治疗等。

划分了"非 ST 段抬高"和"ST 段抬高"，还要进一步对患者进行"危险度分层"，评估患者是属于"高危"还是"低危"。分层的依据包括病史、体格检查、心电图表现、血清标记物等。

"高危"和"低危"的划分对治疗决策有重要意义。对评估为"高危"者，要尽快采取积极的治疗措施，包括药物和介入治疗，旨在尽可能地挽救心肌、预防不良事件的发生。评估为"低危"者，则应避免盲目的、不必要的检查和治疗，合理利用医疗资源，减少患者的心理负担和经济负担。

对于"非 ST 段抬高"的急性冠脉综合征，危险度分层的意义主要在于早期治疗手段的决策。例如，一位不稳定型心绞痛患者，如果他的心电图 ST 段明显压低、肌钙蛋白明显升高，属于"高危"，应早期安排介入治疗；如果他的心电图 ST 段压低不明显、血清标记物正常，则早期应以药物治疗为主，同时密切观察临床症状、心电图及血清标记物的衍变。

对于"ST 段抬高"的急性冠脉综合征，危险度分层的意义在于指导治疗策略的选择、预后的评估。"ST 段抬高"的急性冠脉综合征也就是急性心肌梗死，危险度都很高，但由于患者的年龄、病史、病变所涉及的血管等众多因素的不同，其危险度仍然可以划分为不同的层次，其治疗策略的选择并非千篇一律。

三、"非 ST 段抬高"急性冠脉综合征的治疗手段

所有被诊断为非 ST 段抬高急性冠脉综合征的患者，都要进行充分的、规范的药物治疗，包括低分子肝素、抗血小板药物、他汀类药物等。与此同时，重点考虑的问题是要不要实施早期介入治疗。

对于一个具体的患者，在决定要不要对他实施早期介入治疗之前，首先要回答一个问题：那就是早期介入治疗是否能给他带来益处，也就是说，早期介入治疗是否能促进他顺利康复、减少发生不良临床事件（死亡、心肌梗死、难治性心绞痛）的机会。依据什么来回答这个问题呢？一是依据对患者的临床评估，就是我们在前文提到的"危险度分层"；二是依据我们所掌握的临床证据。临床证据可以理解为经验，但不只是某一位医生、某一所医院的经验，而是指整个医学领域的经验。整个医学领域的经验主要来自"循证医学"研究。

　　到目前为止的循证医学证据表明，在非 ST 段抬高急性冠脉综合征患者中，被评价为"高危"的患者，在接受药物治疗的同时实施早期介入治疗，可以明显降低不良事件（死亡和心肌梗死）的发生率；对于"低危"患者，与单纯药物治疗比较，实施早期介入治疗并不能进一步降低不良事件的发生率。因此，如果患者心电图 ST 段压低不明显、血清标记物正常，早期应以药物治疗为主，同时密切观察临床症状、心电图及血清标记物的衍变；反之，如果心电图 ST 段明显压低、肌钙蛋白明显升高，属于"高危"，应尽快实施介入治疗。

　　其他：抗心肌缺血治疗、代谢治疗、"普利"类和"沙坦"类药物的应用等，参见"慢性稳定性心绞痛的治疗"一节。

四、"ST 段抬高"急性冠脉综合征的治疗手段

　　"ST 段抬高"急性冠脉综合征的本质在于，冠状动脉的某一个（或几个）部位突然形成血栓，管腔完全堵塞，血流中断，该"犯罪血管"所灌注的区域失去血液供应，造成心肌梗死。因此，治疗的关键是尽快开通"犯罪血管"，让心肌重新获得血液灌注。这种尽快开通"犯罪血管"的治疗叫作"再灌注治疗"。

　　再灌注治疗主要有两种手段，一是药物溶栓，一是介入治疗。

　　溶栓治疗就是通过静脉注射溶栓药物，使已经形成的血栓快速溶解，达到血管再通、梗死区域重新获得血液灌注的目的。常用的溶栓药物有尿激酶（UK）、链激酶（SK）和重组组织型纤溶酶原激活剂（rt-PA）。溶栓药物的应用开始于 20 世纪 70 年代，标志着急性心肌梗死再灌注治疗时代的开始。溶栓治疗显著降低了急性心肌梗死患者的死亡率，改善了患者的预后。

溶栓疗法存在一些固有的缺陷，主要包括：①只有不足 1/3 的急性心肌梗死患者适宜并接受溶栓治疗。有两个因素限制了它的应用，其一，许多患者发病后未能尽快到达医院，失去了溶栓的最佳时间；其二，许多患者存在溶栓的禁忌证；②梗死相关血管的再通率（也就是溶栓成功率）较低；③梗死相关血管再通后往往残留严重的管腔狭窄，加之溶栓本身造成高凝状态，常导致缺血复发或血管再闭塞；④溶栓治疗最严重的并发症是颅内出血，发生率为 0.5%~1.0%。

随着介入治疗的兴起和发展，药物溶栓在急性心肌梗死治疗中的地位逐渐降低，而直接介入治疗得到越来越广泛的应用。直接介入治疗能更充分、更持久地开通"犯罪血管"，使梗死区域重新获得血液灌注。迄今为止，*已经有充分的循证医学证据说明，对于"ST 段抬高"急性冠脉综合征患者，直接介入治疗的近期和远期疗效显著优于药物溶栓。*

直接介入治疗就是一旦确诊为"ST 段抬高"急性冠脉综合征，尽快把患者送往有条件进行介入治疗的心血管中心，直接进行冠状动脉造影和介入治疗。当然，对于每一个具体的患者，直接介入治疗的效果取决于许多因素，其中包括时间的延误、医疗团队的经验等。我们在这里*要特别强调抓紧时间的重要性。从发病到打通"犯罪血管"的时间有多久，对近期和远期疗效甚至对患者的生命有决定性影响。*有证据表明，如果能在发病后 3 小时之内送达介入治疗中心进行直接介入治疗，其疗效明显优于在基层医院即刻溶栓治疗。

再灌注治疗过程中，合理选择和应用抗栓药物是治疗成败的关键。抗栓治疗涉及抗凝和抗血小板两个方面，前者主要是肝素和低分子肝素的合理应用，后者主要是双联抗血小板药物的合理应用。目前的临床指南一致强调，对于大多数心肌梗死患者，再灌注治疗后，双联抗血小板治疗至少需要维持一年。所谓"双联"，一般是指阿司匹林与另一种抗血小板药物联用,如氯吡格雷、普拉格雷、替格瑞洛等。

对于"ST 段抬高"急性冠脉综合征患者,我们着重强调了争分夺秒地实施再灌注治疗的重要性;与此同时,一定不要忘记进行充分的、规范的药物治疗,尤其是他汀类药物和 β 受体阻滞剂的应用。参见"慢性稳定性心绞痛的治疗"一节。

第七节　中医药制剂在冠心病防治中的地位

在我国,与心脑血管疾病防治相关的中医药制剂种类繁多,应用十分广泛。临床医生在为心脑血管病患者(尤其是慢性稳定性冠心病患者)开处方时,常常联合使用化学药物和中医药制剂。经常有患者拿着医生开的处方来向我咨询:这些药物起什么作用? 是不是都该服? 哪些更重要? 应该服用多久? 有时候回答上述问题并不是很容易。

对于稳定性冠心病患者(包括过去发生过急性冠脉综合征、接受过介入治疗或手术治疗的患者),必须在控制危险因素的基础上,长期、正确地实施充分的药物治疗,目的有两个,一是改善症状,二是改善预后。中西医结合治疗冠心病的临床实践表明,中医药制剂在改善症状和改善预后两个方面能发挥有益的作用。

从药物研发思路上讲,对心脑血管病有治疗作用的中医药制剂可分为两类。一类是以中医传统理论为指导、以古方或名家方剂为基础,经现代制药工艺研制的制剂;另一类是以单种或数种具有心血管效应的天然药物为基础,经现代制药工艺研制的制剂。

根据中医理论,中医药制剂治疗心脑血管病的作用原理是"活血化瘀""芳香温通""益气通络"等。用现代医学理论来解释，这些作用原理对冠心病的病理生理学有明确的针对性。例如，"活血化瘀"可以调节血小板功能，改善血液的凝固性，改善微循环功能，抗血栓形成等；"芳香温通""益气通络"可以改善内皮细胞功能，改善心肌能量代谢，增强心肌抗缺血能力等。此外，实验室研究和临床研究证据表明，某些中医药制剂还具有稳定斑块、促进缺血区域血管新生等作用。

与化学药物比较，中医药制剂具有多靶点作用和整体调节的优势。所谓多靶点作用，就是一种药物通过多种途径起作用。比如说，有的中医药制剂可以同时具有扩张血管、改善内皮细胞功能、调节血脂、稳定斑块、抗血栓形成等作用。这样的作用特点对稳定性冠心病患者的长期治疗、介入治疗后的药物干预都是有益的。

中医药制剂的共同特征是化学成分复杂，绝大多数制剂的说明书不能明确地告知其化学成分是什么。因此，评价某种中医药制剂的临床应用价值，主要着眼于它的疗效。疗效好不好谁说了算？要看"循证医学"证据，不能根据"某某人用了这种药很好"。如果到目前为止，循证医学已经提供了可靠的证据，证明这种药物应用于你这种类型的患者，可能带来的益处远大于其他疗法，而且获益远大于风险，那么你就可以决定应用该药物。

在使用中医药制剂时要做到有目的、有选择，避免盲目使用。

一是用于预防。

临床工作中经常遇到这样一类患者，他们处于冠心病发病年龄，本身存在一种或数种危险因素（如高血压、血脂异常等），述说有胸闷、心悸等症状，但是经过相关检查未发现冠心病的证据。对于此类患者，处理的重点是控制危险因素，如降压、调脂、改善生活方式等，同时要尽早着手心脑血管病的预防。

　　他们虽然没有达到冠心病的诊断标准，并不意味着没有发生动脉粥样硬化。中医药制剂具有多靶点作用和整体调节的优势，其"活血化瘀""芳香温通""益气通络"等作用可能使此类患者长期受益。

　　　　选择制剂要针对个体特征。例如，对血黏度高、血液凝固性强的患者，宜选择"活血化瘀"作用为主的制剂；对胸闷、心悸症状突出者，宜选择"芳香温通""益气通络"作用为主的制剂。

　　预防用药的疗程长，要重视长期用药可能带来的毒副作用，因此宜选用构成成分简单、安全的制剂。以丹参、三七、银杏叶提取物、醋柳提取物等成分为主的制剂，基本没有毒性，可以长期服用。但此类制剂中常含有冰片，后者属"寒性"药物，可引起胃肠不适。有些制剂含有水蛭、蜈蚣等成分，活血化瘀作用较强，对于有出血风险的患者应慎用。

　　二是用于改善症状。

　　抗心绞痛、抗心肌缺血治疗的临床实践中经常遇到一些难题，例如对硝酸酯类药物不能耐受，对β受体阻滞剂有禁忌证，对钙通道阻滞剂过敏等。有的患者虽然反复调整治疗方案，控制心绞痛和心肌缺血的效果仍不理想，心理负担很重，生活质量显著降低。采用中西医结合治疗，可以减少化学药物的用量，显著增强控制心绞痛和心肌缺血的疗效，使上述难题迎刃而解。

　　以控制心绞痛、抗心肌缺血、提高运动耐力为治疗目标，宜选用"芳香温通"作用明显的中医药制剂，如麝香保心丸、速效救心丸等。这类制剂中的麝香、苏合香、蟾酥、冰片等成分具有"通脉"作用，即扩张冠状动脉、改善内皮细胞功能、稳定斑块等。同时，经过临床实践检验的、优良的中医药制剂，在研发过程中充分考虑了各种成分之间的相互作用，依据中医理论适当添加了调理成分（如人参、肉桂等），以平衡阴阳、寒热、虚实、气血，减少副作用，提高疗效。

三是用于改善预后。

改善预后，就是想办法阻止和逆转动脉粥样硬化病变的进程，防止发生急性血管事件，使患者逐步摆脱冠心病的困扰。具体的治疗目标包括：抑制病变部位的炎症反应，使不稳定的斑块稳定下来，改善内皮细胞功能，改善血液的黏度和凝固性，改善心肌能量代谢、提高抗缺血能力，促进缺血区域血管新生。

由于中医药制剂具有多靶点作用和整体调节的优势，采用中西医结合治疗更有利于实现上述治疗目标。临床研究结果提示，对于稳定性冠心病心绞痛患者，在接受标准化学药物（抗血小板药物、β 受体阻滞剂、他汀类药物等，见本章第五节）治疗的同时，有针对性地联合应用某些中医药制剂，不仅能够更有效地改善症状，而且具有改善预后的作用。

用于冠心病治疗的中医药制剂种类很多，相关的实验室研究和临床研究报道也很多，但大规模的循证医学研究证据尚不充分。这是制约中医药制剂推广应用和走出国门的重要原因之一。

对中医药制剂的疗效进行大规模循证医学研究难度较大。最有说服力的循证医学研究成果来自精心设计的多中心、随机、双盲、前瞻性临床对照研究，让我们举例说明。

假设你要观察一种叫作"冠心丸"的中医药制剂对稳定性冠心病的疗效。首先，要严格规定观察对象的纳入和排除标准、观察方法、观察指标，并且要在多个医学中心同时进行研究。在观察对象和参与研究的人员都不知情的前提下（这叫作"双盲"），观察对象被随机地分配到"治疗组"和"对照组"，治疗组服用"冠心丸"，对照组服用安慰剂，该安慰剂的名称、包装、外观与"冠心丸"相同。研究对象的样本要足够大（往往需要几千例），观察的时间要足够长（一般需要若干年）。此外，在观察期间，研究对象所接受的基础治疗必须是统一的，唯一的不同就是治疗组接受了"冠心丸"，而对照组接受了安慰剂。观察结束后，如果治疗组的各项指标（例如死亡率、住院率、心肌梗死发生率等）显著优于对照组，我们可以认为"冠心丸"确实有利于改善稳定性冠心病患者的预后。

通过上述例子，读者可以想象这种研究的难度有多大。一是观察对象的"均一性"，他们必须是属于同一个类型的患者，被随机分配到两组以后，必须保证两组之间在年龄、性别、病程、病情等方面，总体上是一致的，具有"可比性"；二是在多个医学中心实施统一的研究程序、积累足够大的样本量，观察足够长的时期，需要严密的组织工作；三是必须排除干扰因素、减少来自各方面的误差。

尽管研究难度很大，可喜的是国内正在启动这方面的研究，有的研究课题与国外的医学中心合作进行。让我们共同期待中医药制剂的循证医学研究结果，这将有力推动中医中药在心脑血管疾病预防和治疗领域的应用，造福社会，造福大众。

第十三章

脑卒中：反复呈现的噩梦

第一节　我国是脑卒中的重灾区

　　脑卒中，俗称中风，指突然发生的身体一侧虚弱无力和功能障碍，其原因是大脑的某一个区域突然失去了血液供应。大脑的神经细胞对缺血非常敏感，某一个区域一旦失去血液供应，这一块脑组织便立即丧失功能，不能履行它所负责的职能，于是就发生偏瘫、失语、感觉异常、思维混乱，严重者甚至昏迷、死亡。

　　为什么大脑的一部分会突然失去血液供应？显然是通向这个区域的血管出了问题，不能正常地输送血液。

　　脑血管出问题，大体上有三种情况：第一种情况是血管内形成了血栓，造成血管堵塞，这叫作"脑梗死"；第二种情况是远处的血凝块（常常来自心脏）随血流跑到大脑，堵塞了血管，这叫作"脑栓塞"；第三种情况是血管发生破裂，这叫作"脑出血"。有时候在血管堵塞的基础上会发生血管破裂，既有梗死又有出血。因此，脑卒中的表现在大脑，根源在血管或心脏；大脑是受害者，血管是罪犯。

脑卒中的严重程度可以有很大的不同，轻者仅表现为短暂的眩晕、虚弱无力或肢体刺痛，重者可发生瘫痪、昏迷，甚至死亡。典型的脑卒中发作，如果急性期过后得以存活，往往留下偏瘫、语言障碍、痴呆等后遗症。不但患者自身生活质量很差，而且对家庭和社会造成沉重负担。有的患者曾经发生过多次"小卒中"，但自己并不知道；由于逐渐发展的记忆力衰退、反应迟钝等表现，医生建议做头颅磁共振检查，发现大脑有多处陈旧的梗死病灶，这才大吃一惊，后悔没有及时采取治疗和预防措施。

我的一位朋友，60多岁，平时给人的印象很健康。有一天早晨，家人发现他有点不对劲儿：口齿不清、走路不稳、右手无力。立即打电话问我，我回答了12个字："中风了，赶紧送医院，神经内科。"幸亏治疗及时，恢复良好。后来问他有什么感想，他说3年前就发现高血压，由于无任何症状，一直未接受治疗，这是最大的教训。我给他的忠告是：发生了第一次脑卒中，今后发生二次、三次脑卒中的概率很大，就像反复呈现的噩梦，因此，你今后的任务是认真贯彻二级预防治疗。高血压是脑卒中的头号危险因素，必须长期控制达标，这是二级预防的重点之一；二级预防还有其他重要内容，我也一一告诉了他。

脑卒中真的很可怕，最好是不要让它发生，从青少年开始做好一级预防，防患于未然。就像冠心病一样，其实大部分脑卒中是可以预防的；已经发生过脑卒中，正如上面提到的那位朋友，也不要悲观，只要认真贯彻二级预防治疗，就可以让噩梦不再重显。医务工作者有责任普及脑卒中防治的基本知识，让大众参与脑卒中防治。现在让我们从各个不同的角度探讨脑卒中相关问题。

首先要认识一个残酷的事实：我国是世界公认的脑卒中高发国，每年新发生脑卒中病例约 300 万，目前发病率正以每年 8.7% 的增长速度迅猛上升。

不但发病率高，脑卒中死亡率也居高不下。每年新发病例中，约半数死亡；幸存者多数丧失劳动能力、生活质量低下。2008 年卫生部公布的全国死因构成中，脑卒中是第一位死亡原因。此后历次全国死因调查结果，脑卒中和恶性肿瘤轮流占据第一位死亡原因"宝座"。

根据 2017 年公布的中国卒中流行病学专项调查结果，我国卒中患病率为 1114.8/10 万人，由此推算患者人数达 1 500 万。他们当中 75% 丧失劳动能力，40% 中度至重度残疾。

脑卒中给家庭和社会造成巨大的经济负担。每一个病例每次住院的费用，在 2004 年为 6 000 多元，目前已超过 1 万元；据统计，2003 年公立综合医院脑卒中住院费用为 11.7 亿元，2009 年为 81.9 亿元，年均增长117%。

我国脑卒中患者的另一特点是复发率高。临床分析研究表明，门诊脑卒中患者约 40% 为复发病例；25%~33% 的脑卒中患者在 3~5 年内复发。

发病率高、死亡率高、复发率高，说明什么问题呢？

第一，说明在我国国民中，脑卒中危险因素没有得到有效控制。高血压、血脂异常、高血糖、吸烟、不健康饮食习惯、过量饮酒、缺少体力活动、超重或肥胖等，都是脑卒中危险因素，与冠心病危险因素相同。这些危险因素泛滥，脑卒中发病率怎么可能不高？

第二，说明我国脑卒中防治水平亟待提高。一是普及脑卒中防治知识，让更多的人知道脑卒中是怎么会事儿、预防要点有哪些、发生了脑卒中怎样及时送达医院、脑卒中幸存者怎样预防复发；二是脑卒中的救治怎样更及时更有效；三是怎样加强脑卒中的康复治疗和二级预防治疗。

第三，是不是由于遗传基因或者环境因素不同，决定了我们中国人更容易发生脑卒中？与欧美发达国家比较，在我国，心脑血管病有一个显著的特征，那就是脑卒中比心肌梗死更多，造成的死亡也更多。在欧美发达国家，情况恰恰相反，心肌梗死的发生率和死亡率更高。这个问题有点蹊跷，请允许我稍微展开讨论一下。

有研究者提出，我国脑卒中发病率高，与血浆同型半胱氨酸（Hcy）升高有一定关系。本书第六章第八节曾经较详细地讨论过高同型半胱氨酸血症与动脉粥样硬化及脑卒中的发生密切相关。综合分析各国的研究资料表明，在我国人群中，高同型半胱氨酸血症特别突出，与欧美人群有显著差异。

那么，为什么我国人群中高同型半胱氨酸血症特别多呢？近年的研究发现，造成这种现象的原因是我国人群中“TT 型基因”出现频率较高，有相当一部分人对同型半胱氨酸的代谢存在缺陷。

对比世界各国人群中“TT 型基因”的分布状况，欧美白种人为10%~12%，美国黑人为 1%，日本为 12%，而我国为 25%。由此可见，我国脑卒中发病率高，有可能存在这样一个因果链条：人群中“TT 型基因”出现频率较高→人群中高同型半胱氨酸血症出现频率较高→脑卒中发病率较高。

为什么我国成为脑卒中的重灾区？以上分析了三方面的原因，但是目前我们更应强调第一条和第二条原因。想摘掉脑卒中重灾区的帽子，主要依靠扎扎实实地做好脑卒中的一级预防和二级预防，扎扎实实地提高脑卒中防治水平。

第二节　脑卒中的病因和类型

脑卒中，总体上可分为出血性脑卒中和缺血性脑卒中两大类。

出血性脑卒中包括脑出血和蛛网膜下腔出血。脑出血俗称脑溢血，是指脑血管破裂出血，造成大块脑组织受压、坏死、液化以及严重的脑功能障碍。高血压、动脉粥样硬化是出血性脑卒中的主要病因；脑血管畸形是造成脑出血的另一类病因，但所占比例较小。

出血性脑卒中一般比较严重，死亡率很高；即使通过救治得以存活，也常常留下轻重不一的后遗症。

缺血性脑卒中是指脑血管堵塞、血流受阻，造成该血管所支配的区域突然失去血液供应，产生相应的脑功能障碍。如果血液供应不能及时恢复，缺血区域的脑组织逐渐坏死、液化、瘢痕形成，留下永久性病灶。

缺血性脑卒中的发生率远高于出血性脑卒中，因此，本章着重讨论缺血性脑卒中。

缺血性脑卒中并不是一个单纯的疾病，而是一组症候群。它的病因、发病机制及临床表现存在高度的异质性。换句话说，缺血性脑卒中有多种多样的病因、多种多样的病理过程、多种多样的临床表现。

一、缺血性脑卒中的病因

根据病因，缺血性脑卒中可分为 4 种类型。

1. 动脉粥样硬化性脑梗死

发病原理与冠心病心肌梗死相同，即在脑动脉粥样硬化的基础上，由于斑块不稳定、内皮细胞功能障碍、血流淤滞、栓子清除能力下降等原因，造成脑血管内血栓形成，使该血管所负责灌注的脑组织发生梗死。

2. 心源性脑栓塞

来自心脏的血凝块或其他栓子，随动脉血流到达脑部，造成脑血管堵塞，叫作心源性脑栓塞。多种心脏病都可以引起心源性脑栓塞，其中最常见、最重要的原因是心房纤颤（简称房颤）。房颤情况下，心房失去了正常的收缩和舒张功能，处于持续的"颤抖"状态，心房内血液淤滞，很容易形成血栓。血栓松散地附着在心房壁上，随时可能脱落，成为栓子，随血流到达脑部。除了房颤之外，造成心源性脑栓塞的其他重要原因还有风湿性心脏瓣膜病、以往发生过心肌梗死、心内膜炎、心脏机械瓣膜置换术后等。

3. 微小血管病变

对于高血压、冠心病、糖尿病患者，他们的血管病变除表现为动脉粥样硬化之外，还普遍存在脑组织内微小血管病变，即血管壁弥漫性增生、硬化、管腔狭窄、内皮细胞功能障碍。部分患者在没有发生典型的动脉粥样硬化之前，就已经出现微小血管病变。对于"正常"的老年人群，随着年龄增长，脑组织内微小血管病变的发生率也很高。微小血管病变可造成小灶性脑组织缺血坏死，常因缺少明显的症状而被忽视；CT 或磁共振成像检查可发现深部腔隙性脑梗死、微小出血灶、脑白质疏松、血管周围间隙扩大等。微小血管病变所造成的脑组织缺血反复发生、相互叠加，逐渐引起脑功能障碍，表现为抑郁、焦虑、认知功能（记忆、理解、判断）障碍，严重者发展为血管性痴呆。

4. 其他原因

颈动脉粥样硬化斑块脱落，随血流到达脑部造成脑栓塞，是较为常见的原因。医源性因素，例如在进行血管内介入治疗时，有可能发生栓子脱落，造成脑栓塞；某些外科手术可能造成空气栓子、脂肪栓子。潜水员从深水区返回水面的过程如果处理不当，血液中可形成大量气体栓子，造成肺栓塞、脑栓塞等严重后果。这些原因不在本书讨论范围。

二、缺血性脑卒中的临床类型

缺血性脑卒中的临床表现以及所造成的后果有很大的差异，取决于病因、缺血部位、病变血管的大小等因素。有的可以完全没有症状，有的仅出现一过性的轻微症状，有的产生严重的脑功能障碍，有的则导致死亡。

根据临床表现，缺血性脑卒中可以分为多种类型，临床上使用的名称也比较多，例如：

1. 脑梗死

通常指动脉粥样硬化性脑梗死，即脑血管内血栓形成，使大块脑组织突然失去血液灌注，产生与梗死区域相关联的症状、体征，并且具有急性梗死的临床证据和影像学证据。图 13-1 为脑梗死的头颅 CT 影像，显示左侧大脑大面积梗死，同侧脑室受压，中线向对侧移位。

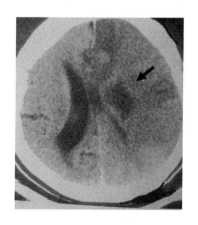

图 13-1 脑梗死的头颅 CT 影像

2. 脑栓塞

通常指心源性脑栓塞，即来自心脏或大血管的血凝块或其他栓子，随动脉血流到达脑部，造成脑血管突然堵塞，该血管所支配的大块脑组织发生梗死。患者常常有心脏病史，如心房纤颤、风湿性心脏瓣膜病、心内膜炎、心脏机械瓣膜置换术后等，或者以往发生过心肌梗死。脑栓塞的临床表现常常比较严重，意识障碍（昏迷）、抽搐较常见，具有急性梗死的临床证据和影像学证据。

3. 短暂脑缺血发作（TIA）

由于局部脑血管缺血引起的短暂性神经功能障碍（如晕厥、黑蒙、眩晕、站立不稳、肢体无力等），症状持续数分钟至数小时以后完全缓解，并且没有急性脑梗死的证据。TIA 这个术语已经使用半个世纪了，但是它的定义一直不够完善。最初的定义是"突然出现的局灶性或全脑神经功能障碍，持续时间不超过 24 小时，且排除非血管源性原因"（1965 年第四届普林斯顿会议）。尽管这个定义一直被沿用，但是许多神经内科专家对"24 小时"这个时间界限持不同意见。这是因为许多临床研究资料显示，TIA 的临床症状和体征大多数在 15 分钟内缓解，少数在 1 小时内缓解，只有极少数持续 1 小时以上。

4. 亚临床脑卒中

脑卒中发作时临床症状和体征轻微，患者很少及时就诊，往往在复发时或进行影像学检查时偶然发现腔隙性脑梗死或微出血病灶，方才做出诊断。实际上这种类型的脑卒中发生率很高，是最常见的脑卒中类型。亚临床脑卒中往往反复发作，脑组织小灶性缺血坏死逐渐叠加，脑功能障碍也逐渐明显。

5. 小卒中

其病理基础是脑组织内微小血管病变造成小灶性脑组织缺血坏死，与亚临床脑卒中的概念相似。

6. 无症状性脑梗死（静息性脑梗死）

临床上有时使用无症状性脑梗死、静息性脑梗死等名称来描述亚临床脑卒中，目前多数学者主张废弃这类诊断名称。

实际上，小卒中、亚临床脑卒中、无症状性脑梗死等概念相互之间有重叠，发病机理也类似，都是微小血管病变引起的，应该简化诊断名词，以免造成概念混乱。因此，建议读者对缺血性脑卒中的临床类型进行简化处理，即将缺血性脑卒中的临床类型概括为：

①短暂脑缺血发作（TIA）；②小卒中；③脑梗死；④脑栓塞。

TIA 与其他三种临床类型的区别在于，前者可以完全缓解、未遗留脑组织坏死的影像学证据。但 TIA 的发病机制与其他卒中类型并无本质的不同，其病因可以是大动脉粥样硬化、小血管病变或心源性栓子。一旦发生 TIA，如果不采取有效预防措施，则进一步发生小卒中、脑梗死或脑栓塞的机会大大增加。

脑小血管病：以上所列举的病因和临床类型只是针对缺血性脑卒中，并不能概括所有的缺血性脑血管病。随着神经影像学检查技术的普及应用，发现缺血性脑血管病的影像学改变并非只限于梗死灶一种，大量患者的脑组织病变表现为脑白质疏松、微出血、血管周围间隙扩大等。这些患者的临床症状主要有：逐渐进展的认知功能障碍（记忆、理解、判断能力下降）、情感改变（多表现为抑郁）、步态障碍和日常生活能力下降。其病理基础是脑微小血管病变，即脑血管网络的末梢小动脉发生硬化、管腔狭窄或闭塞、功能障碍。脑小血管病往往缺少卒中急性发作的病史，病程隐匿，病情逐渐进展，直到临床症状明显时才引起重视。脑小血管病患病率很高，其临床表现、诊断、治疗与传统的卒中类型既有联系又有区别，但在临床上和学术研究上长期被忽视。因此，神经科领域近年来提出"脑小血管病"的概念，旨在引导临床医生对其进行深入地观察和研究。

第三节　脑卒中的发病机制

从以上的叙述中我们已经了解，缺血性脑卒中并不是一个单纯的疾病，而是一组症候群，它有多种多样的病因、多种多样的病理过程、多种多样的临床表现。然而，认识一个事物要看它的本质，学习一门知识要抓住要领。对于脑卒中，什么是它的本质和要领呢？本质和要领还是动脉粥样硬化，这是本书贯穿始终的话题。

一、动脉粥样硬化是脑卒中的主要病因

缺血性脑卒中的 4 个临床类型：短暂脑缺血发作（TIA）、小卒中、脑梗死、脑栓塞，前 3 个都与动脉粥样硬化有直接关系；至于心源性脑栓塞，其主要病因是心房纤颤。那么，心房纤颤的病因又是什么呢？在过去，心房纤颤的主要病因是风湿性心脏瓣膜病；现在，风湿性心脏瓣膜病已经越来越少，而心房纤颤的队伍却不断扩大，其主要原因是高血压患病率不断增加、冠心病患病率不断增加、老龄人口不断增加。高血压、冠心病、年龄增长都是心房纤颤的发病因素，而高血压、冠心病、年龄增长都与动脉粥样硬化有直接或间接的联系。

可见，了解脑卒中相关知识，还是要从动脉粥样硬化说起。

对于缺血性脑卒中患者，在他发生脑卒中的那一刻，必须强烈地意识到，病魔在他的身体中已经潜伏很久了。这个病魔就是动脉粥样硬化的发生和发展。

二、动脉粥样硬化性脑卒中是怎样发生的

动脉粥样硬化好发于心和脑。动脉粥样硬化发生于脑，引起缺血性脑血管病，其基本原理与冠心病是相同的。但是，脑的结构和功能与心脏有很大的差别，因此，脑血管硬化的发生、发展有其自身的特点，缺血性脑血管病的发生、发展、临床表现及防治措施也有其自身的特点，不能完全照搬冠心病的套路。

动脉粥样硬化斑块的"易损性"是引起缺血性卒中的关键因素，这一点与心肌梗死的发病机制是相同的。"易损斑块"处于炎症状态，其表面可随时发生破溃，诱发血栓形成，堵塞血管。这一过程如果发生在较大的动脉，就是典型的脑梗死。因此，对于已经发生了动脉粥样硬化的患者，一定要想办法使斑块"稳定"，不要让它发炎，不要让它成为易损斑块。有这样的办法吗？当然有。我们在冠心病一章中曾经作了详细的介绍。

除了斑块的易损性之外，还有几个重要因素与动脉粥样硬化性脑梗死的发生有密切关系。一是血压，二是血液的凝固性，三是氧化应激。

血压不正常是诱发卒中的重要因素。未得到良好控制的高血压，一方面损害内皮细胞功能、促进动脉硬化的发生和发展，另一方面会破坏斑块

的稳定性，诱发血栓形成或者血管破裂。讲究降压的质量，其意义就在于保护血管，减少急性血管事件（卒中、心肌梗死等）的发生。低血压也是一个不可忽视的危险因素，尤其是对于老年人。低灌注是脑梗死的发病机制之一，往往发生于夜间睡眠中。由于血压太低，血流缓慢、淤滞，更容易在动脉粥样硬化病变部位形成血栓。

血液的凝固性不正常，包括血液黏滞度高、血小板功能异常、循环系统清除微血栓的能力下降等，都是卒中的发病因素。

三、氧化应激在卒中发病中的重要作用

在脑动脉粥样硬化和缺血性脑血管病的发生、发展过程中，氧化应激的作用更加突出、更加重要。血管内皮细胞损伤是动脉粥样硬化的始动环节，而造成内皮损伤的直接原因就是氧化应激。事实上，人体所有组织器官都容易受到氧化损伤，从而引起多种疾病（动脉粥样硬化、糖尿病、肾病等）。既然如此，为什么我们在阐述缺血性脑血管疾病时，要特别强调氧化应激的作用呢？请允许我稍微展开讨论一下。

对于"氧化"这个词，只要读过中学就知道它的含义。铁器、铜器发生锈蚀，就是氧化反应的结果。人体细胞内不断地进行着各种化学反应，其中也包括氧化反应。不过，人体内的化学反应与外界的化学反应不同，它是在生物酶的控制下实现的，我们称之为生物化学反应。生物化学反应具有效率高、方向明、可控制的特征，不会对细胞造成损伤，我们的组织器官不会因为生物化学反应而"生锈"。生物化学反应不断地消耗氧气，产生二氧化碳；血液循环则不停地向全身组织器官输送氧气，带走二氧化碳。

体内在进行生物化学反应的过程中，会随时产生活性氧簇，包括氧自

由基和脂质过氧化物。活性氧簇具有很强的破坏性，可造成细胞损伤，尤其是对血管内皮细胞和神经细胞危害很大。幸好我们体内同时存在强大的抗氧化防御系统，正常情况下，这个系统随时清除活性氧簇，使活性氧簇的产生和清除保持动态平衡。但是，**在机体遭受各种有害刺激时，比如高血压、高血脂、高血糖、吸烟、不健康饮食习惯等，体内会产生过多的活性氧簇。当活性氧簇产生过多，体内氧化和抗氧化系统失去平衡，就会发生细胞损伤，这就是氧化应激。**

各种危险因素在损害身体健康的过程中，它们的手中有一件共同的武器，那就是氧化应激。它们挥舞着氧化应激这个武器，损伤血管内皮细胞，激发炎症反应，诱导机体产生大量炎症因子，导致动脉粥样硬化、糖尿病等多种慢性疾病，与组织器官的衰老有直接关系。事实上，氧化应激这个概念就是源于生物医学对衰老的认识。

由于脑组织氧耗量大，产生的活性氧簇相对较多，脑组织内的神经细胞和血管内皮细胞特别容易受到氧化应激的损伤，促发缺血性卒中。可见，要想预防卒中，就要关注体内的氧化应激，避免体内产生过多的活性氧簇。

怎样去关注呢？归结到一句话，就是控制危险因素。一是把血压、血脂、血糖、体重控制在理想水平；二是不吸烟，包括不吸二手烟；三是建立并坚持健康的生活习惯，包括饮食、运动、心理。这样，你体内的活性氧簇就不会产生过多，体内氧化和抗氧化系统就会保持平衡。

四、微小血管病变

缺血性脑血管病的病变除了涉及较大的动脉血管之外，脑组织内小血管病变非常突出，而且非常重要。小血管是指无侧支吻合的终末动脉，它们很细小，直接过渡为毛细血管网，其供应区域在脑深部白质及脑干。脑小血管硬化，好发于高血压、糖尿病、血脂异常患者，也常见于"正常"的老年人，表现为血管壁弥漫性增生改变、管腔狭窄、血管内皮细胞功能障碍。这种病变就是造成"脑小血管病"的病理基础。硬化的小血管内很容易形成血栓，造成小灶性梗死。由于梗死波及的范围很小，往往没有症状，或者症状轻微，容易被患者和家属忽略。小血管硬化引起的小卒中和脑组织缺血虽然症状轻微或者无症状，但病情逐渐进展，受累的脑组织越来越多，最终导致脑功能衰退、血管性痴呆。

我们在阐述冠心病时，着重强调冠状动脉及其较大的分支发生粥样硬化，导致心绞痛、急性冠脉综合征。实际上，对于冠心病患者，心肌内小血管病变同样存在，只是没有引起足够的重视。在糖尿病合并冠心病患者，心肌内小血管病变非常突出，逐渐引起心肌纤维变性，被称为"糖尿病性心肌病"。另外，女性冠心病患者往往存在明显的心肌内小血管病变，表现为顽固的心肌缺血，对常规治疗反应差。

第四节　脑卒中的救治及后果

脑卒中的临床表现、严重程度、近期后果及远期后果多种多样，取决于病变部位、受累血管的大小、是否得到及时有效的治疗、患者的个体差异及伴随疾病等。脑部大血管的梗死或栓塞可造成严重的脑功能损害，患者发生意识障碍甚至昏迷，同时出现明显的运动和感觉功能障碍，严重者会发生早期死亡。

脑的结构和功能非常复杂，不同部位、不同区域相互之间既有分工也有联系。设想某一部位的脑组织发生梗死，由它直接和间接负责的神经功能就会发生障碍，从而出现相应的症状和体征。因此，医生可以根据症状和体征来判断梗死的部位。例如，患者出现右侧肢体偏瘫伴语言障碍，可判断梗死发生于左侧大脑。这种"定位诊断"的准确程度取决于医生的专业水平和经验。影像学检查（CT或磁共振）可准确判定梗死的部位、大小，并提供病变进展的信息，对指导临床决策有重要帮助。

梗死发生以后，随着梗死区域病变的进展以及全身状况的变化，患者的症状和体征会逐渐演变，产生不同的后果。无论是患者本人、亲属还是医生，都希望患者的病情向好的方向演变，获得一个最佳的治疗目标。什么是最佳的治疗目标呢？

治疗目标可分为三个层次。*最高目标是在溶栓的"时间窗"之内尽快开通梗死血管，挽救梗死区域的脑组织，使患者的脑功能完全恢复，不遗留任何功能缺陷*；第二个层次的目标是尽可能挽救梗死区域边缘的脑组织，缩小梗死范围，减少脑功能缺损；第三个层次的目标是挽救患者生命、预防和治疗并发症、改善全身状况，为今后的康复治疗打下基础。

对于一个具体的病例，能实现什么样的治疗目标，在很大程度上取决于时间——从发病到送达医院、开始治疗的时间。这段时间越长，达到最佳治疗目标的可能性越小。虽然临床上把卒中后2周之内定义为卒中急性期，但是最关键的救治时间是最初几个小时，尤其是最初60分钟。

实现最高目标的前提是在"时间窗之内"获得及时有效的治疗，把血栓溶解掉，使梗阻的血管重新开通。在这个时间内，缺血区域的脑组织还没有发生不可逆的病变，重新得到血流灌注之后还有可能恢复正常。这个"时间窗"有多长呢？目前认为在4.5小时之内。

如果已经过了4.5小时，但是还在24小时之内，就要争取第二个治疗目标。在这个时间段，通过影像学检查（CT或磁共振成像）可以判断梗死区域边缘是否存在可以挽救的脑组织（影像学术语叫作"半暗带"）。

如果有半暗带，而且判定梗死的动脉为前循环大血管，则可以实施机械取栓。这样做的目的是尽量缩小梗死范围，尽量减少日后的脑功能损害。

如果已经过了 24 小时，一般说来就失去重新开通血管的机会了，此时，梗死区域的脑组织已经无可挽救，治疗措施只能瞄准第三个层次的目标。

说到这里，读者自然能回忆起，我们曾经在阐述冠心病心肌梗死的时候说过"时间就是生命、时间就是心肌"；现在，当我们阐述脑卒中的时候，我们要说"时间就是生命、时间就是大脑"。发生了脑卒中一定要立即送医院，避免任何延误。但是很可惜，对于大多数医院，能够接受溶栓治疗的脑卒中患者比例很低。问题出在哪里？就出在时间延误上。

从发病到开始治疗的时间是怎样被延误的？可分为三个阶段。

第一阶段，从发生卒中到被目击者发现，这段时间是最难掌握的。有不少患者在夜间发病，如果患者当时没有弄出什么动静，便有可能直到天亮才被家人发现，其发病时间只能根据推测。

第二阶段，从被发现到送达医院。这段时间的长短取决于目击者的反应速度、120 急救系统的反应速度、发病地点至医院的距离和交通状况等。

第三阶段，从送达医院到做出治疗决策、启动治疗措施。这段时间的长短取决于医院的条件（软件、硬件）、管理水平和工作效率。有的医院建立了"卒中绿色通道"，对卒中疑似患者从接诊、检查、诊断评估，直到做出治疗决策、实施关键治疗等每一个环节都快速、准确，显著提高救治效率和水平。

总而言之，卒中急性期治疗对病情的演变有决定性意义。那么，是不是只要在急性期得到及时治疗，就一定能有一个良好的结局呢？事实并非如此，因为病情的演变还与患者的年龄、全身情况、合并存在的疾病等因素相关。部分卒中患者在急性期对治疗的反应很差，神经功能损害逐渐加重，临床上称为进展性卒中，预后较差。这类患者并不少见，占缺血性卒中的 20%~30%。可见，卒中的预防比治疗更重要。

对于卒中患者，在急性期治疗过后，有两大任务摆在他的面前：一是康复治疗和康复训练，二是预防再次发生卒中。

第五节　小卒中，大麻烦

我们在第四节所介绍的内容主要针对症状性卒中，也就是典型的脑梗死。事实上，更多的脑卒中病例在发作时无症状或者症状轻微，这就是"小卒中"和"脑小血管病"。由于这类患者在发作时无症状或者症状轻微，常常被本人、亲属及医生忽视，以至于反复发作、脑组织和脑功能损害逐渐加重，最终引起血管性痴呆，严重影响患者的生命质量。与症状性卒中相比，小卒中和脑小血管病的危害一点也不小，真可谓小卒中，大麻烦。越来越引起临床医生的重视。

"小卒中"和"脑小血管病"这两个概念并不相同，但相互有重叠。小卒中通常指"亚临床卒中"，即发作时症状轻微，神经影像学检查可发现腔隙性梗死或微出血病灶；脑小血管病这个概念包含了小卒中，但比小卒中更宽，泛指脑组织中微小动脉硬化所造成的末梢供血障碍。

经常有一些老年患者在拿到头颅磁共振检查结果后感到困惑，不知道报告单中所描述的腔隙性梗死、微出血病灶、脑白质疏松、血管周围间隙扩大等这些改变意味着什么。医生有责任明确地告知他们，这些改变是脑小血管硬化造成的小卒中，与脑梗死有同样重要的意义，必须像对待症状性卒中一样重视二级预防治疗。

　　小卒中的发生率非常高。有资料显示，对无卒中病史的老年人群进行头颅磁共振检查，33.5% 发现陈旧性病灶。小卒中的发生率远远高于症状性卒中。根据美国 1998 年的统计资料，症状性卒中患者约为 77 万，无症状性卒中患者约为 904 万。据神经内科专家估计，我国脑小血管病的发病率是大血管病发病率的 5~6 倍。

　　小卒中的病理基础是小血管病变，也就是脑组织中末梢小动脉硬化。从结构上看，表现为血管壁弥漫性增生改变，血管迂曲，管腔狭窄、闭塞；从血管功能上看，表现为内皮细胞功能障碍、血管舒缩功能障碍、血管屏障功能障碍、细胞间液的生成和回流障碍等。上述病变导致小灶性缺血坏死（腔隙性梗死）、微出血、血管周围间隙扩大、脑白质疏松等，严重破坏脑组织的结构和功能。脑小血管的供应区域在脑深部白质及脑干。脑白质由密集的神经纤维网络组成，其血液循环障碍势必造成神经纤维损伤，神经信号传递错乱，严重影响患者的脑功能，特别是影响患者的思维、情绪和人格，导致抑郁、焦虑、性格改变、行为异常、步态障碍、生活能力下降，严重者发展为血管性痴呆。

　　脑小血管病的防治，关键在于提高认识、引起重视。既要提高患者及其亲属的认识，也要提高医务工作者的认识。**由于小卒中在每次发作时无症状或者症状轻微，很容易被患者、亲属及医生忽视。病情逐渐发展，当患者出现思维、情绪和人格改变时，已经太晚。**神经细胞不能再生，破坏一个就少一个。因此，要在血管发生病变的早期采取防治措施，阻止血管病变的进展。

　　脑小血管硬化，好发于高血压、糖尿病、血脂异常患者。这些患者是脑小血管病的高危人群，有效控制血压、血糖、血脂，是防治脑小血管病的根本途径。

　　一要早发现、早治疗。高血压、糖尿病、血脂异常等，患病的早期一般没有明显症状，但异常的血压、血糖和血脂从一开始就在不断地侵蚀着我们的机体，损害着我们的血管和重要脏器。如果等到出现明显的症状才开始治疗，往往为时已晚，血管损害已经发生，而有些损害是不可逆转的。早发现、早治疗是防患于未然，晚发现、晚治疗则只能是亡羊补牢。

　　二要强调达标。治疗必须达标，才能消除高血压、高血糖、血脂异常对血管和重要脏器的危害。本书相关章节已经阐述了治疗达标的概念和具体要求。

　　脑小血管病也常见于"正常"的老年人。有些老年人，他们没有高血压、糖尿病、血脂异常等高危因素，但是在接受磁共振检查时发现明确的神经影像学改变，提示脑小血管病。这些患者同样可以反复发生小卒中，逐渐出现神经功能损害的症状，同样可以发展为血管性痴呆。与所有的心脑血管疾病一样，脑小血管病也是多因素致病，众多的危险因素参与脑小血管病的发生和发展（请参阅第五章、第六章）。因此，不要认为自己没有高血压、糖尿病和血脂异常就万事大吉。请问你爱护自己的心脑血管吗？那么请你远离各种已知的危险因素吧，最好从青少年时期开始；如果你已经错过了青少年时期，就从今天开始吧。

　　随着人口老龄化进程的加速，老年人群中的认知功能障碍和痴呆已经成为严重的公共卫生问题。大量的研究资料表明，血管因素在认知功能障碍和痴呆的发生原因中占有重要地位。

　　这里所说的血管因素就是指脑出血、脑梗死、脑栓塞等脑血管病，其中小卒中占有最大的比例。*许多老年人的脑动脉硬化主要表现为小血管病变，他们似乎没有发生过典型的脑卒中，但是反复发生的小卒中使脑组织的结构和功能受损并逐渐加重，导致认知功能障碍和痴呆。*

　　对于此类患者，怎样改善认知功能、阻止痴呆的发展，一直是神经病学领域探索的重要课题。过去的研究和实践主要集中在探索改善神经细胞功能（调节各种神经递质及其受体）的药物，但绝大多数研究结果令人失望。近年来，由于认识到血管因素在认知功能障碍和痴呆发生中的重要地位，把防治重点转移到针对脑血管病变进行干预。在这方面，研究较多且获得初步肯定的药物是钙离子通道拮抗剂尼莫地平。

尼莫地平选择性地扩张脑血管，尤其对直径小于 1 mm 的脑动脉小分支具有更强的扩张作用。因此尼莫地平可改善脑供血，针对脑小血管病进行早期病因干预。研究证明，对于已经存在血管性认知功能障碍或血管性痴呆的患者，长期服用尼莫地平（30 mg，每日 3 次）可显著延缓认知功能障碍的进展、显著降低卒中复发率和其他心脑血管事件的发生率。对于卒中高危人群、存在脑小血管病临床证据的人群、缺血性卒中患者，在落实二级预防治疗措施（见本章第七节）的基础上，推荐长期服用尼莫地平，可降低卒中发生率和复发率，预防血管性认知功能障碍或血管性痴呆。

第六节　预防心源性脑卒中

来自心脏的血凝块或其他栓子，随动脉血流到达脑部，造成脑血管堵塞，叫作心源性脑卒中（脑栓塞）。

心源性脑卒中是缺血性脑卒中的重要组成部分（参见本章第二节）。在所有的症状性脑卒中病例中，心源性脑卒中占 15%~20%。心源性脑卒中的致残率、致死率较高，对家庭和社会造成很大危害。

很多种心脏病都可以引起心源性脑卒中，其中最常见、最重要的原因是心房纤颤，简称房颤。其他原因包括风湿性心脏瓣膜病、以往发生过心肌梗死、心内膜炎、心脏机械瓣膜置换术后等。

一、为什么房颤患者容易发生心源性脑卒中？

房颤是一种常见的心律失常，表现为心脏的跳动绝对不规则，患者可以有心悸、胸闷、气短等症状，也可以没有明显症状。房颤并非独立的疾病，而是一种症候。高血压、冠心病、肺心病、风湿性心脏病、甲亢等疾病都可以发生房颤；在没有上述疾病的人群中，随着年龄增长，房颤的发生率逐渐增高，所以房颤在"正常"的老年人群中非常多见。据统计，我国 70 岁以上老年人群中，房颤患病率达 5%~9%。目前我国至少有 1 000 万房颤患者。

根据房颤发作的形式，可分为阵发性房颤、持续性房颤、永久性房颤。持续性房颤和永久性房颤的诊断并不困难，有经验的医生根据心脏听诊和触摸脉搏就可以做出初步诊断，普通心电图检查即可确诊。阵发性房颤的发作没有规律，发作时多有明显的症状，待赶到医院时往往又转为正常了，因此给诊断造成一定的麻烦。有时需要多次进行动态心电图检查帮助诊断。

房颤患者的心房不能进行节律性的收缩和舒张，而是处于持续的"颤抖"状态，心房内血液淤滞，很容易形成血栓。血栓松散地附着在心房壁上，随时可能脱落，成为栓子，随血流到达脑部，造成脑血管栓塞。房颤患者终生卒中风险达 30%。栓子也可以随血流到达身体的其他部位，导致重要器官的栓塞。例如，来自右心房的栓子可以引起肺栓塞，这也是要命的并发症。

二、如果我是房颤患者，应该怎么办？

当得知自己患了房颤，要做三件事。

第一件事，查找病因。在医生的帮助下，通过必要的检查和分析判断，查找可能的病因，针对病因采取适当的治疗措施。病因得到控制，显然有助于房颤的治疗。此外，在寻找房颤的病因时，要特别关注是否存在心脏瓣膜病。在心脏瓣膜病的基础上发生的房颤，其卒中风险比非瓣膜病房颤要高得多，约为正常人群的 17 倍。因此，对于心脏瓣膜病引起的房颤，要特别注重预防心源性脑卒中。

第二件事，确定针对房颤的治疗方案。总体上，房颤的治疗方案有两种选择，第一种选择是"转律"，第二种选择是"控率"。"转律"就是把紊乱的房颤转变为正常的窦性心律。"转律"的方法有两种，一是用药物，二是用消融手术；"控率"就是用药物控制心室跳动的频率，达到改善症状、改善心功能的目的，而对于心房的颤动则不去管它。读者一定会想：傻瓜才选择"控率"吧？"转律"多好啊！但是你要知道，针对每一个房颤患者，究竟是选择"转律"还是"控率"，要根据他的具体情况而定。到目前为止，多数房颤患者并不具备转律的指征，只能无奈地接受"控率"的治疗方案。将来随着医学科学技术的发展，也许"转律"治疗的指征会逐渐放宽，更多的房颤患者有望摆脱房颤的困扰。在这里，我只能提醒读者，当得知自己或亲友患了房颤，一定要去医院进行全面的评估，选择正确的治疗方案。

第三件事，采取措施预防心源性脑卒中以及其他部位的栓塞事件。在上述三件事情中，这第三件事情最重要，也最困难。

为什么这件事情最重要？因为房颤的最大危险就是脑卒中。一般说来，房颤本身并不直接危及生命，只是对心功能有不同程度的影响，引起心悸、胸闷、气短等症状，通过适当的药物治疗措施可以减轻症状。**而一旦发生心源性脑卒中，轻则损害脑功能、留下后遗症，重则致死。因此，房颤患者必须把预防心源性脑卒中视为重中之重。**怎样预防呢？基本方法就是通过服用抗凝药物，干扰凝血过程的某些环节，使血液的凝固性降低，避免心房内形成血凝块，并且使已经形成的血凝块溶解掉。

为什么这件事情最困难？这是因为房颤患者预防脑卒中的有效方法是长期坚持抗凝治疗，而抗凝治疗是一把双刃剑，存在出血风险，尤其是脑出血的风险。在新型口服抗凝药物问世之前，服用华法林是抗凝治疗的唯一选择，而华法林这个药物虽然抗凝效果好（荟萃分析显示，华法林可降低卒中相对风险 62%），但是有很多缺点：有效剂量的个体差异很大、治疗窗很窄（即有效剂量与中毒剂量之间的差别很小）、可能与多种药物和食物发生相互作用而增加或降低其药效等。由于华法林的上述特点，其临床应用比较麻烦，必须针对每一位患者摸索合适的剂量，而且要长期、定期、反复地监测凝血指标，根据监测结果随时调整剂量。这真是：华发林，好东西，想说爱你不容易。

由于医生和患者惧怕出血风险、不愿承受长期使用华法林的麻烦，致使房颤患者接受正规抗凝治疗的比例非常低。据调查，只有不足 10% 的房颤患者坚持长期抗凝治疗。

三、怎样改善房颤患者脑卒中防治现状？

1 000 万房颤患者，脑卒中的危险如影随形陪伴着他们，而预防措施却难以落实。这个问题一定要解决。怎样解决呢？要从两个方面去努力：一是提高患者和医生的认识，二是改进抗凝治疗的方法。具体说来有以下几点。

1. 早诊断，早治疗

读者也许不相信，**许多房颤患者并不知道自己的心脏有问题，直到发生了卒中才被医院做出诊断**。研究表明，房颤患者从出现症状到做出诊断，平均延误了 2.6 年。未及时做出诊断，当然谈不上及时采取预防措施。诊断延误的主要原因是公众缺乏相关知识，不了解房颤的临床表现和危害。医护人员有责任在日常工作中通过问诊、听诊、触摸脉搏等简单的方法发现疑似房颤患者，并建议他们接受心电图检查。本书的读者可通过各种渠道向你的朋友（特别是老年朋友）普及房颤知识，告知他们如果出现心悸、胸闷、气短、脉搏不齐等症状，有可能是房颤，应及时去医院就医。

2. 抗凝治疗，区别对待

为房颤患者制订预防卒中的方案，要区别对待，要"讲政策"，就是针对不同情况、采取不同措施、掌握不同标准。这个"政策"当然是由医生来制订，根据最新的专科指南、专家共识，结合患者的具体情况以及医生个人的临床经验，提出最佳预防方案，并获得患者认可。

区别对待的政策界限是什么？就是对患者发生血栓栓塞的危险因素做出评估，区分低危、中危和高危。对于低危患者可以仅采用抗血小板凝聚措施（阿司匹林或氯吡格雷）；对于中危患者，可采用华法林，也可采用新型口服抗凝药物；对于高危患者，尤其是瓣膜性房颤患者，必须采用华法林抗凝治疗。

目前临床上广泛采用欧洲心脏病学会 2010 年推荐的一个评分公式，对慢性房颤患者的抗凝指征进行量化评估：

$$CHA_2DS_2 - VASc$$

公式中每一个字母代表一种危险因素，C：慢性心衰；H：高血压；A_2：年龄 ≥ 75 岁；D：糖尿病；S_2：卒中病史；V：深静脉血栓症；A：年龄 64~74 岁；Sc：女性。每一种危险因素加 1 分（A_2 和 S_2 加 2 分）。

评分 0~1 分者可以仅采用抗血小板凝聚治疗，评分 2 分者可酌情采用抗血小板凝聚或抗凝治疗（华法林或新型口服抗凝药），评分 ≥ 3 分者必须采用抗凝治疗。

瓣膜性房颤（二尖瓣狭窄、机械瓣膜置换后）患者必须长期采用华法林抗凝治疗。

采用华法林抗凝治疗的患者，也要根据患者具体情况掌握不同的抗凝力度。有的患者力度大一些，有的患者力度小一些。这个力度怎样掌握？通过监测凝血指标来掌握。目前通用的监测指标叫作"国际标准化比值"，缩写为 INR。INR 的正常范围是 0.85~1.15。对于多数患者，要求通过服用华法林，使 INR 延长并维持在 2.5 左右（2.0~3.0）。INR 偏小，则表明抗凝力度不足；INR 偏大，则提示抗凝力度过大，发生出血的风险随之增大。对于卒中风险极高的患者，例如心脏瓣膜置换术后，一般要求将 INR 维持在偏高的水平（2.5~3.0）；对于采用华法林抗凝治疗的高龄患者，考虑到既存在栓塞风险，也存在较高的出血风险，可将 INR 维持在偏低的水平（1.6~2.5）。

3. 抗凝治疗，战略上藐视它、战术上重视它

在房颤患者中，抗凝治疗的普及率非常低，主要原因是医生和患者对华法林的疗效认识不足，对出血风险估计过高。实际上，只要正确掌握适应证和禁忌证，落实使用方法，严格按规定监测 INR，就可以扬长避短，既可有效发挥预防作用，又能避免发生出血事件。医生在处方时要向患者充分交代服药和监测的注意事项；在长期应用的过程中，要定期随访，定期评估其卒中风险的动态变化，对治疗方案做出相应的调整。

4. 改进抗凝治疗的方法

寻找比华法林更理想的药物，一直为临床医生和房颤患者所期待。近

年来，一批新型口服抗凝药物相继推出，如达比加群酯、利伐沙班、阿哌沙班等，为房颤患者的抗凝治疗提供了新的选择。

新型抗凝药物在较大程度上弥补了华法林的缺陷。首先，从作用机制上讲，它们直接抑制单一的凝血因子（达比加群酯直接抑制凝血酶，利伐沙班和阿哌沙班直接抑制 X a 因子），因此其剂量更容易控制、与其他药物的相互作用较少；第二，新型抗凝药物在使用过程中不需要频繁监测凝血指标，因而更容易被患者接受；第三，已经完成的临床试验结果表明，新型抗凝药物预防卒中的效果与华法林相当或更优，严重出血并发症较华法林少。

新近的卒中防治指南主张，对于危险度评分 ≥ 2 的非瓣膜性房颤患者，优先推荐新型口服抗凝药物，也可使用华法林；对于瓣膜性房颤患者仍然推荐长期服用华法林。

我们用了较大的篇幅来阐述房颤患者的抗凝治疗，一是因为这个问题很重要，二是因为绝大多数房颤患者没有接受抗凝治疗，心源性脑卒中的发生率居高不下。读者在阅读了上述内容之后，你已经成为半个内行。如果你的朋友中有房颤患者，希望你能够替他分析一下是否需要接受抗凝治疗。如果回答是肯定的，建议他尽快去找专科医生。

第七节　二级预防：不让噩梦反复呈现

一、卒中具有反复发作的特性

脑卒中患者在初次发病以后，存在着反复发生心脑血管事件的风险。通过阅读前面的章节，读者对"心脑血管事件"这个术语并不陌生，它主要指脑卒中、心肌梗死、血管原因所造成的死亡。

因此，对于任何一例脑卒中患者，从一开始就要把预防后续心脑血管事件，尤其是预防再发脑卒中提到议事日程。

初次发生脑卒中，无论其严重程度如何，以后发生心脑血管事件的风险都很高。就拿短暂脑缺血发作（TIA）来说，许多患者不把它当回事儿，觉得几分钟就过去了，没想到在随后的几天或几周内，脑梗死接踵而来。一项荟萃分析研究显示，在一次 TIA 后的第一周，卒中风险高达12.8%。研究还显示，如果患者在 TIA 后及时接受了治疗、采取了预防措施，随后发生卒中的风险大大降低。可见，对于任何一位卒中患者，在急性期治疗的同时，必须立即采取针对性的预防措施。

据专家估计，通过实施综合性的干预措施，至少 80% 的复发性心脑血管事件是可以预防的。这些干预措施包括：改善生活方式、针对发病原因的治疗、有效控制高血压、他汀类药物治疗、抗血小板治疗。

二、卒中或 TIA 后的医学评估

发生了卒中或 TIA，一定不要拖延，要尽快去医院。一方面，对于急性期的救治来说，时间就是生命、时间就是大脑；另一方面，对于减少后续心脑血管事件来说，预防措施的实施越早越好。因为在任何一次卒中或 TIA 发生后的早期，再发卒中的风险很大。

一次卒中或 TIA 发生后，在急性期治疗的同时，要对患者进行全面的医学评估。评估的内容包括：

（1）对卒中或 TIA 的发病机制做出判断。是动脉粥样硬化性脑梗死、心源性脑栓塞、大血管疾病（如颈动脉粥样硬化斑块脱落）、脑小血管病，还是其他病因？我们在前文中曾经阐述，缺血性脑卒中并不是一个单纯的疾病，而是一组症候群。区分不同的病因、不同的发病机制，对于急性期治疗以及制订二级预防方案是必不可少的。

（2）全身重要脏器的健康状况。

（3）并存的重要疾病。

（4）危险因素的筛查。除相关医学指标以外，还应包括生活方式的评估。

为了完成医学评估，除常规检查项目以外，应接受必要的特殊检查，如头颅磁共振成像（MRI）、颈动脉多普勒超声、心脏超声检查等。怀疑阵发性房颤，常规心电图未能提供诊断依据者，应接受动态心电图检查。

三、制订个体化的二级预防方案

在医学评估的基础上，针对患者发生卒中或 TIA 的机制、危险因素、并存疾病、重要脏器的健康状况等，制订个体化的预防实施方案。

对每一位患者都必须进行积极的危险因素管理，并给予生活方式建议。与卒中相关的危险因素包括：高血压、血脂异常、高血糖、当前吸烟、腰围增大、膳食不合理、缺乏规律的体力活动、过量饮酒、心理压力或抑郁等。有关这些危险因素的详细内容，请参考第六章以及其他相关章节。

存在心血管原因者，如心房纤颤、既往心肌梗死、颈动脉粥样硬化斑块形成、动脉夹层等，属卒中高危患者，应在专科医生指导下落实个体化的二级预防措施。有关抗凝治疗的相关内容已经在第六节进行了阐述。

对所有非心源性缺血性卒中或 TIA 患者的二级预防，以下三项措施几乎普遍适用：有效控制高血压、他汀类药物治疗、抗血小板治疗（具有抗凝治疗适应证的患者除外）。具体实施方案应在专科医生指导下制订，并在实施过程中定期随访和评估。

四、有效控制高血压

对于卒中的一级预防和二级预防，高血压是最重要的、可以控制的危险因素。

在我国，公众常常把卒中与高血压联系起来，因为他们所见到的卒中患者多半有高血压病史。有时，某一位邻居或朋友发生了脑卒中，但是他并没有高血压病史，人们会感到奇怪："没听说他有高血压，为什么会中风呢？"

高血压与卒中的联系并非简单的因果关系。卒中的病因和发病机制多种多样，高血压并不是卒中的直接原因，而是在卒中的发生中起着推波助澜的作用。例如：

高血压促进动脉粥样硬化的发生和发展；

高血压造成血流动力学紊乱，影响动脉粥样硬化斑块的稳定性；

高血压破坏血管内皮细胞功能；

高血压促进小动脉硬化；

高血压是心房纤颤的重要病因，等等。

高血压的上述作用均可促进卒中的发生。

有关卒中二级预防的研究一致证明，降压治疗可显著减少卒中和其他血管事件的发生。降低血压的目标值应该是多少？对于每一例具体的患者，要制定个体化的降压目标。

选择何种降压药物最有利于卒中二级预防？迄今为止的研究证据提示，降压治疗对卒中二级预防所产生的益处主要归功于降压本身，也就是说，降压才是硬道理。对于每一例具体的患者，要根据其年龄、性别、主要脏器功能状况、并存疾病、危险因素等，选择降压药物的种类和联合用药方案。

总之，高血压治疗的一般原则同样适用于卒中二级预防，相关内容请参阅第九章。

五、他汀类药物治疗

他汀类药物的临床应用，是近 30 多年来心脑血管疾病防治战线上最重要的进展之一。他汀显著降低坏胆固醇（LDL-C），还具有许多降脂以外的作用，如抗炎、抗氧化、改善内皮细胞功能、防止冠状动脉痉挛等。目前国内外心脑血管疾病防治指南都把他汀类药物摆在重要位置，强调以他汀类药物为基础的调血脂治疗是抗动脉粥样硬化的基石。

对于缺血性卒中或 TIA 的二级预防，他汀类药物治疗是最重要的措施之一，可显著降低卒中复发率以及其他血管事件的发生率。国内外最新发布的《缺血性卒中 /TIA 指南》一致推荐对非心源性栓塞的缺血性卒中 / TIA 患者实施他汀类药物治疗。

这里有几个问题需要进一步说明。

1. 对基础 LDL-C 水平在"正常范围"者是否也要实施他汀类药物治疗?

我们在阐述血脂异常（第八章）时曾经提到，LDL-C 的控制目标因人而异，要根据患者的危险等级来掌握。缺血性卒中 /TIA 就像急性冠脉综合征一样，属于最高的危险等级，LDL-C 的控制目标要从严。二级预防指南建议对 LDL-C 水平 > 2.6 mmol/L 的患者实施他汀类药物治疗，目标是将 LDL-C 降低至少 50%，或达到 1.8 mmol/L 以下的水平。此外，他汀类药物具有抗炎、抗氧化、稳定斑块、改善内皮细胞功能等调血脂以外的作用，对于缺血性卒中 /TIA 患者，即使基础 LDL-C 水平不高，他汀类药物治疗也会带来益处。经常有患者拿着化验单向我咨询，说按照化验单上提供的参考值，他的胆固醇水平在正常范围内，为什么医生还建议服用他汀类药物？我会给他解释根据危险等级来掌握胆固醇控制目标的道理。要使患者明白，他汀类药物治疗不只是针对胆固醇，更重要的是针对动脉粥样硬化斑块。

2. 是否在缺血性卒中 /TIA 急性期开始他汀类药物治疗？

回答是肯定的。缺血性卒中 /TIA 患者发病后应尽快启动他汀类药物治疗；发病前正在服用他汀类药物者应继续服用，并适当调整剂量。前文提到，在任何一次卒中或 TIA 发生后的早期，再发卒中的风险很大。尽早使用足够剂量的他汀类药物，旨在尽快发挥他汀类药物的抗炎、稳定斑块、保护血管内皮细胞的作用。他汀类药物的这些多效性作用不仅有利于预防卒中复发，而且有助于改善梗死区域的病理生理过程：改善半暗带血流、促进血栓自溶、减少梗死面积，从而改善临床预后。迄今为止，上述观点有充分的循证医学证据和临床经验的支持。

3. 怎样掌握他汀类药物的剂量？

对于缺血性卒中 /TIA 患者，现有的循证医学证据支持给予足量的他汀类药物治疗。只有足量，才能尽快发挥他汀类药物的抗炎等多效作用，使患者最大限度地受益。卒中急性期过后，仍然要长期维持他汀类药物治疗，可根据 LDL-C 水平适当调整剂量。当然，药物的选择及剂量的掌握必须个体化，相关内容请参阅第八章。

4. 他汀类药物是否具有神经保护作用？

对缺血性卒中动物模型的研究显示，他汀类药物治疗显著减小梗死面积、改善神经功能损害的严重程度；临床研究证据也提示，他汀类药物治疗具有神经保护作用，可显著改善缺血性卒中患者的预后。据推测，他汀类药物的神经保护作用可能与降脂以外的多效性有关，即抗炎、稳定斑块、改善血管舒缩功能等。这些作用的综合效应，显然有利于改善缺血区域的血流再灌注、减小梗死面积、保护神经功能。

六、抗血小板治疗

除非有抗凝治疗的指征，缺血性卒中 /TIA 患者应该接受抗血小板治疗，这是卒中二级预防的重要措施之一。

作者在临床工作中发现，患者常常对"抗血小板"这个术语产生误解，以为抗血小板治疗会使他们的血小板减少、损害凝血功能。其实，抗血小板治疗并不影响血小板的数量和质量，只是让血小板不容易凝聚在一块，从而防止血管内不正常的凝血。

我们在以前的章节中反复阐述过，动脉粥样硬化造成心肌梗死和脑卒中的直接原因是病变动脉管腔内血栓形成，而血小板正是管腔内凝血过程的急先锋。设法让血小板不容易凝聚在一块，就可以阻断或延缓血管内凝血的第一个步骤。因此，**抗血小板治疗无论对于冠心病还是脑卒中，都是二级预防的重要措施之一。**

长期口服小剂量阿司匹林，是抗血小板治疗最常用的方法。所谓小剂量，是指每天 75~325 mg。在抗血小板的疗效方面，小剂量与更大的剂量一样有效，而消化道不良反应则显著减少。目前普遍推荐每天 100 mg，这是一个很小的剂量，其带来的益处大大超过引起消化道不良反应的风险。试想一想，当阿司匹林用于解热镇痛治疗时，其剂量至少 500 mg 每天 3 次，即每天的剂量为 1 500 mg。可见，患者不必对每天口服阿司匹林 100 mg 有太多的顾虑。当然，在决定应用阿司匹林之前要做出个体化的评估，对于消化性溃疡、出血倾向以及阿司匹林过敏的患者，不要给予阿司匹林抗血小板治疗。

除小剂量阿司匹林以外，抗血小板治疗的备选方案还有氯吡格雷、阿司匹林联合缓释双嘧达莫、西洛他唑等。临床研究显示，这些备选方案的二级预防效果略优于阿司匹林，但绝对优势不明显，且价格较贵。从药效—费用比来考虑，应首选阿司匹林；对于不宜使用阿司匹林者，可考虑备选方案。

让血管衰老的脚步慢一点，再慢一点

"抗衰老"自古以来就是人类的追求。然而，衰老是自然规律，不可抗拒。我们可以想办法延缓衰老，但是没办法让衰老的进程完全停止。

在以上的章节中，我们力求传递以下信息：

预防慢性病、正确的治疗慢性病，是"抗衰老"的最大课题。在所有慢性疾病中，心脑血管病占有最大的比例，是危害国民健康的大敌。

心脑血管病的病理基础是血管的衰老（动脉硬化）。因此，预防动脉硬化、延缓血管衰老是预防心脑血管病的核心。

迄今为止，我们所了解的预防动脉硬化、延缓血管衰老的基本知识和措施，对于其他慢性疾病的预防同样有效。

这就是心脑血管病背后的奥秘。

这些信息向我们提示：追求健康、延缓衰老应该从何处着手？应该从预防动脉硬化、延缓血管衰老着手。如果你在这方面措施到位、坚持不懈，那么你不但可以有效地预防动脉硬化、预防心脑血管病，而且对于其他多种慢性疾病的预防也同样获益。

心脑血管病以及其他多种危害人类健康的慢性疾病，是遗传因素（易感性）与后天因素综合作用的结果。仅仅有易感性还不一定患病，还得有后天因素提供患病的条件。我们反复提到的那些危险因素，就是患病的条件。如果你的身上存在对某种慢性疾病的易感性，这并不可怕，你可以在后天做出努力，控制那些可变的危险因素，在预防慢性疾病的斗争中争取主动。这样，你就可以让血管衰老的脚步慢一点，再慢一点，预防心脑血管病的发生和发展。

对危险因素的研究是从心脑血管病领域开始的，已经积累了大量的证据和丰富的经验。除了遗传易感性、年龄、性别以外，大多数危险因素是可以控制的。控制危险因素的方法可分为两类，一是生活方式干预，一是治疗干预。

实践证明，养成健康的生活方式和行为习惯，是控制危险因素的主要措施，也是成本最低、效益最高的干预措施。无论对于一级预防还是二级预防，都应强调纠正不良生活方式和行为习惯的重要意义，并付诸实施、坚持不懈。

有些危险因素如血脂异常、高血压、高血糖等，需要在生活方式干预的基础上实施治疗干预，才能得到有效纠正。在这种情况下，患者不可讳疾忌医，迟迟不接受治疗。作者在临床工作中经常遇到这样的患者，他们已经被诊断为高血压或糖尿病，但是一再拒绝药物治疗。他们的理由，一是"没有明显症状，看看再说"；二是"现在就吃药，以后怎么办？"

这里有一个认识上的误区，那就是没有认识到只要危险因素存在一天，其危害就持续一天。任何有害因素，不论是物理的或化学的，其对身体的危害取决于作用强度和作用时间。比如高温对人体的伤害，其最终伤害程度取决于温度有多高、作用于人体的时间有多长。危险因素也不例外，就拿高血压来说，血压增高的幅度越大、持续的时间越长，对血管和重要脏器造成的损害越严重。因此，要及时接受治疗干预，把血压降低到正常水平，并长期维持在正常水平。如果等到血管硬化了、心肾脑受损了才进行治疗，只能是亡羊补牢。

血管衰老的进程从儿童时期就开始了，因此，控制危险因素要从儿童抓起。小时候养成的生活方式和行为习惯，往往会影响终生。如果全社会都关注青少年的健康生活方式和行为习惯，那么在我们的后代中，慢性疾病的患病率就会大大降低。

提倡健康生活方式，拒绝不良行为习惯，是预防心脑血管病和其他慢性病的主要措施，也是提高全民文明素质的组成部分。推行文明行为，其切入点只能是"从我做起，从现在做起"。

从我做起，从现在做起，做什么？怎样做？可以简化为两点。

一是保持 4 个健康的行为模式：不吸烟、适当的体力活动、健康的饮食习惯、维持适宜的体重。

二是追求 3 个理想水平：理想的胆固醇水平，理想的血糖水平，理想的血压水平。

以上合计 7 个基本要素，请问你做到了吗？

如果你在 20 岁时做到了，说明你已经养成了健康的生活方式和行为习惯。

如果你在 40 岁时做到了，预期你将来患心脑血管病和其他慢性病的风险很低。

如果你在 60 岁时仍然做到了，预期你将会拥有一个健康幸福的退休生活。

无论你现在多少岁，如果你已经做到 7 个基本要素，请坚持下去；如果还没有做到，请从现在做起。

血管衰老的发生发展是一个动态过程，采取预防措施，永远都不会太晚。

参考文献

[1] 国家卫生计生委统计信息中心，中国疾病预防控制中心．中国居民预期寿命及危险因素研究报告 [M]．北京：中国协和医科大学出版社，2017．

[2] 刘梅林．呵护心健康 [M]．北京：科学技术文献出版社，2017．

[3] （美）Morag Thow，Keri Graham，Choi Lee，孟晓萍，胡大一主译．健康的心脏 [M]．北京：北京大学医学出版社，2017．

[4] 中国康复医学会心血管病专业委员会．中国心脏康复与二级预防指南 [M]．北京：北京大学医学出版社，2018．

[5] 葛均波，方唯一．2018 现代心脏病学进展 [M]．北京：科学出版社，2018．

[6] 赵水平．湘雅名医赵水平血脂大讲堂 [M]．长沙：湖南科学技术出版社，2018．

[7] 马建林，马立宁，李施勇．高脂血症合理治疗答疑 [M]．西安：世界图书出版公司西安有限公司，2018．

[8] 霍勇．H 型高血压 [M]．北京：科学技术文献出版社，2018．

[9] International Diabetes Center．糖尿病患者自我管理实践 [M]．董建群，主译．北京：人民卫生出版社，2018．

[10] 霍勇．冠心病——霍勇推荐 2016 观点 [M]．北京：科学技术文献出版社，2016．

[11] 魏社鹏 . 脑卒中和脑血管病 [M]. 上海：同济大学出版社，2018.

[12] 李建章 . 脑小血管病诊断与治疗 [M]. 北京：人民卫生出版社，2016.